LAPOS HAS RECEPT

Ízletes ételek az anyagcsere felgyorsítására, a zsírégetésre és a test átalakítására

Zétény Dobos

szerzői jog Anyag ©2023

Minden jogok Fenntartott

Nem ennek része _ könyv lehet imádkozik használt vagy továbbított ban ben Bármi forma vagy város Bármi eszközök nélkül a megfelelő írott beleegyezése a _ kiadók szellem szerzői jog tulajdonos, kivéve számára rövid idézetek használt ban ben a felülvizsgálat. Ez könyv kellene jegyzet imádkozik figyelembe vett a helyettes számára orvosi, jogi, vagy Egyéb pr of essional tanács.

TARTALOMJEGYZÉK

TARTALOMJEGYZÉK..3
BEVEZETÉS...7
REGGELIT..9
1. Zero-Belly palacsinta és szirup..............................10
2. Bacon Avocado Reggeli Muffin............................13
3. Narancsos fahéjas pogácsa....................................16
4. Pirospaprika, Mozzarella és Bacon Frittata.........19
5. Sajtos és kolbászos piték.......................................22
6. Reggeli Quiche...25
7. Chicharrones con Huevos (sertéshéj és tojás).....27
8. Málna és kakaó reggeli tál....................................29
9. Anaheim Pepper Gruyere gofri............................31
10. Diós kakaó gabona...33
11. Reggeli Tacos..35
12. Sajtos szalonnás és metélőhagymás omlett.......37
13. Pizza Gofri..39
14. Szardella, spenót és spárga omlett.....................41
15. Őszi nullhasú sütőtökös kenyér.........................43
16. Frozen Zero-Belly ccino......................................45
17. Édes és krémes tojás..47
18. Zero-Belly zabpehely..49
19. Tésztával bevont cheddar sajt............................51
20. Sajtos főtt tojás...53
21. Mahón kelkáposzta kolbászos omlett pite........55
22. Monterey Bacon-Scallion Omlett.......................58
23. Füstölt pulyka bacon és avokádó Muffin.........60
24. Chorizo reggeli paprika......................................63
25. Krémes csokoládé és avokádóhab.....................66
26. Tejfölös sajtos palacsinta....................................68
27. Vesuvius rántotta Provolone-val.......................70
28. Imádnivaló sütőtök lenmagos muffin...............72
29. Sült sonka és kelkáposzta rántotta....................74

30. Paprika és sonka omlett..77
31. Chia lisztes palacsinta..79
32. Chocó Mocha Chia zabkása..81
33. Kávé Lenmag álom reggeli...83
34. Crimini gomba főtt tojással reggeli................................85
35. Tojásfehérje és spenótos omlett.....................................87
NAGYOK ÉS ELŐÉTELEK...89
36. Pancetta és tojás..90
37. Zero-Belly Margherita Pizza..93
38. Könnyű, borsós, sajtos pizza..95
39. Zero-Belly Trio Queso Quesadilla.................................97
40. Szalonna és sajtolvadás..99
41. BLT tekercs..101
42. Portobello pizza...103
43. Bazsalikom és paprika pizza.......................................105
BAROMFI...108
44. Csirkés pite..109
45. Klasszikus Parmigiana csirke......................................112
46. Pulykacomb sült..115
47. Lassan főtt görög csirke...117
48. Sült szalonnába csomagolt csirke...............................119
49. Ropogós currys csirke..121
50. A tökéletes sült csirkeszárny......................................124
51. Csirke Kung Pao szószban..126
52. Csirke BBQ pizza...129
53. Lassan főtt csirke Masala..131
54. Sült vajas csirke...134
55. Parmezános csirke...136
TENGER GYÜMÖLCSEI..139
56. Édes-savanyú Snapper...140
57. Krémes foltos tőkehal..142
58. Serpenyőben sült hake..144
59. Pesto és mandulás lazac..146
60. Lime avokádó lazac...148
61. Mázas szezámmagos gyömbéres lazac.......................150

62. Vajas garnélarák...152
63. Zero Belly Friendly Sushi...155
64. Tonhalral töltött avokádó..157
65. Gyógynövényes sült lazac filé..159
66. Lazac dióhéjjal..162
67. Sült mázas lazac...164
68. Lazac Burgerek..166
LEVESEK ÉS PÁROLTOK...168
69. Rozmaringos fokhagymás marhapörkölt......................169
70. Bouillabaisse halpörkölt...172
71. Marha és brokkoli pörkölt..175
72. Kagyló pörkölt...177
73. Krémes csirke és sütőtök pörkölt...................................180
74. Édesburgonya pörkölt..182
75. Marha Shin Stew...184
76. Tonhal halpörkölt..187
77. Karfiol és sajtlé..189
78. Csirke szalonnalé..192
DESSZERTEK..195
79. Reggeli Zephyr torta...196
80. Mogyoróvajas golyók...198
81. Pekándió Lenmag Blondies...200
82. Borsmentás csokoládé fagylalt.......................................203
83. Felfújható kókuszos gofri..205
84. Málnás csokikrém...207
85. Nyers kakaós mogyorós keksz..209
86. Bűnmentes sütőtök sajttorta Muffin.............................211
87. Savanyú mogyorós keksz nyílgyökér teával.................213
88. Tatár Zero-Belly süti..215
89. Erdei szamóca fagylalt...217
90. Mini citromos sajttorta..219
91. Fura mogyoróvaj négyzetek..221
92. Citrom négyzetek és kókuszos krém.............................223
93. Gazdag mandula vajas torta és csokoládészósz...........225
94. Mogyoróvajas torta csokoládémártással bevonva.......227

SMUTHIES..229
95. Zöld kókuszos turmix.......................................230
96. Green Devil turmix..232
97. Green Dream Zero-Belly Smoothie...................234
98. Zero-Belly Zeller és diós turmix.......................236
99. Lime borsmenta turmix....................................238
100. Vörös grapefruit kelkáposzta turmixok............240
KÖVETKEZTETÉS..242

BEVEZETÉS

Üdvözöljük a LAPOS HAS RECEPTSzakácskönyvben! Ebben a tápláló receptgyűjteményben arra invitáljuk Önt, hogy induljon el az egészségesebb élet felé vezető úton. A LAPOS HAS RECEPTmegközelítés arra összpontosít, hogy táplálja a szervezetet olyan egészséges összetevőkkel, amelyek elősegítik a kiegyensúlyozott anyagcserét, segítik a zsírégetést és támogatják az általános jólétet. Ez a szakácskönyv az Ön útmutatója olyan ízletes ételek elkészítéséhez, amelyek segítenek elérni egészségi és fitness céljait.

A Zero Bellynél hiszünk abban, hogy az étel egyszerre lehet tápláló és kielégítő. Összeállítottunk egy olyan receptgyűjteményt, amely előnyben részesíti azokat az összetevőket, amelyek magas tápanyag- és íztartalmúak, miközben kevés hozzáadott cukrot, egészségtelen zsírt és mesterséges összetevőket tartalmaznak. Ezeket a recepteket arra tervezték, hogy segítsenek optimalizálni az anyagcserét, támogatni az egészséges emésztést, és karcsúbb, egészségesebb testet elérni.

Ezeken az oldalakon számos ínycsiklandó receptet találhat, amelyek sokféle ízt, textúrát és konyhát tartalmaznak. A kiadós reggelitől és a lendületes salátáktól az ízletes főételekig és a bűntudatmentes desszertekig olyan változatos ételek gyűjteményt hoztunk létre, amelyek elégedettek és energikusak maradnak egész nap. Minden receptet gondosan kidolgoztak, hogy egyensúlyban legyen a makrotápanyagok, vitaminok és ásványi anyagok között, miközben finomak és könnyen elkészíthetők.

Ez a szakácskönyv azonban több, mint egészséges receptek összeállítása. Végigvezetjük a LAPOS HAS RECEPTmegközelítés alapelvein, tippeket osztunk meg az összetevők kiválasztásával kapcsolatban, stratégiákat adunk az étkezés megtervezéséhez, és betekintést nyújtunk abba a tudományba, amely a tested optimális egészségét szolgáló táplálás mögött áll. Célunk, hogy képessé tegyük Önt arra, hogy megalapozott döntéseket hozzon az elfogyasztott élelmiszerekkel kapcsolatban, és fenntartható és élvezetes megközelítést alakítsunk ki az egészséges táplálkozáshoz.

Tehát akár le akarsz fogyni, akár energiaszintet szeretnél növelni, vagy egyszerűen csak egészségesebb életmódot szeretnél, a LAPOS HAS RECEPT legyen a társad ezen az úton. Készüljön fel arra, hogy ízletes ételekkel táplálja testét, amelyek megváltoztatják megjelenését, érzését és életvitelét.

REGGELIT

1.Zero-Belly palacsinta és szirup

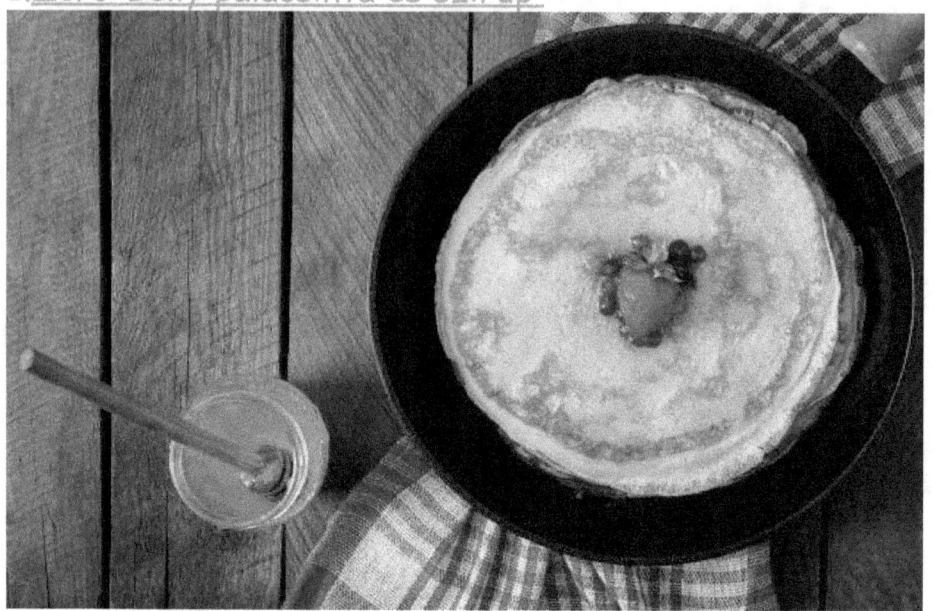

Teljes idő: 30 PERC| Tálalás: 5

ÖSSZETEVŐK:
SZIRUPHOZ:
- 2 evőkanál juharszirup, cukormentes
- ½ csésze Sukrin rostszirup

A PALACSINTÁHOZ:
- 4 db nagy tojás
- 2 evőkanál eritrit
- ½ teáskanál szódabikarbóna
- 3/4 csésze tetszőleges dióvaj
- 1/3 csésze kókusztej
- 2 evőkanál ghí
- 1 tk fahéj

UTASÍTÁS:
- Adja hozzá a juharszirupot és a cukorszálszirupot egy tégelybe vagy kis tálkába, és egy kanál segítségével keverje össze. Fedjük le az üveget, és tegyük félre, amíg szükséges.
- Tegye a tojást, az eritritet, a szódabikarbónát, a kókusztejet, a dióvajat és a fahéjport egy konyhai robotgépbe, és keverje össze.
- Melegítse fel a ghit egy tapadásmentes serpenyőben, és használjon körülbelül ¼ csészét palacsintánként. Főzzük, amíg a palacsinta megszilárdul, majd fordítsa meg és fejezze be a főzést; tányérra helyezzük.
- Ismételje meg a maradék tésztával és a tányérral.
- Felöntjük sziruppal és tálaljuk.

TÁPLÁLKOZÁS: Kalória 401 | Összes zsír 32,5g | Nettó szénhidrát: 3,6 g | Fehérje 12,8g | rost 5,3g)

2.Bacon Avocado Reggeli Muffin

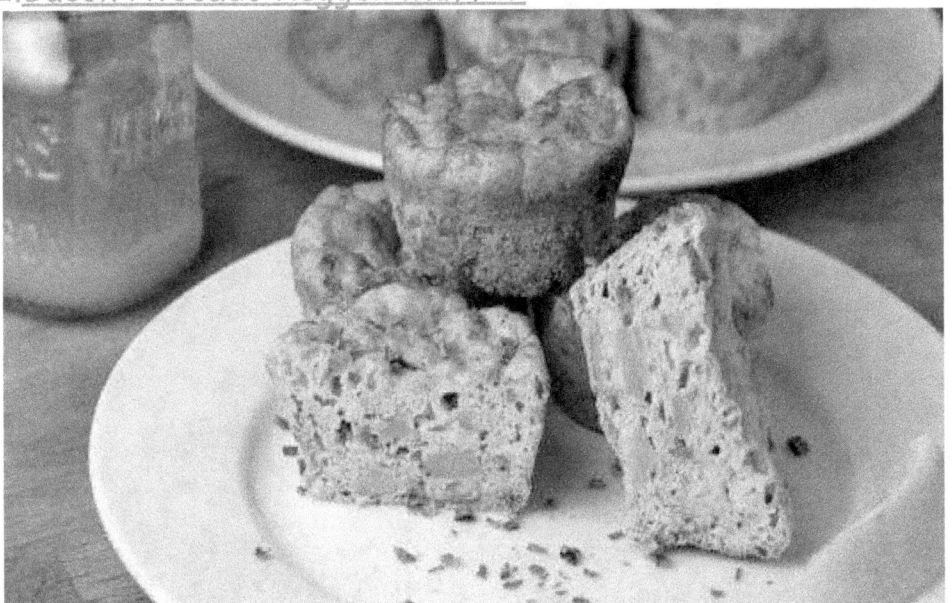

Teljes idő: 41 PERC| Adagok: 16)

ÖSSZETEVŐK:
- ½ csésze mandulaliszt
- 1 ½ evőkanál psyllium héjpor
- 4,5 oz Colby jack sajt
- 1 tk sütőpor
- 1 tk fokhagyma, kockára vágva
- 1 tk metélőhagyma, szárítva
- 3 szál újhagyma
- 1 teáskanál koriander, szárítva
- ¼ tk piros chili pehely
- Só, bors
- 1 ½ evőkanál citromlé
- 5 tojás
- ¼ csésze lenmagliszt
- 1 ½ csésze kókusztej, dobozból
- 5 szelet bacon csíkokra vágva
- 2 avokádó, kockára vágva
- 2 evőkanál vaj, bio

UTASÍTÁS:
- Adjunk hozzá lisztet, fűszereket, citromlevet, tojást, lenmagdarat és kókusztejet egy tálba. Keverjük össze, amíg teljesen össze nem keveredik.
- Melegíts fel egy serpenyőt és süsd ropogósra a szalonnacsíkokat, majd add hozzá a vajat és az avokádót.
- Adjuk hozzá a bacon és avokádó keveréket a tésztához, és keverjük össze.
- Helyezzen két 350 F-os cupcake formát a tetejére.

- Öntsük a tésztát a formákba, és süssük 26 percig. Vegyük ki a sütőből, és hűtsük le, mielőtt kivesszük a formából.
- Szolgál. Nagy maradékok a hűtőben.

TÁPLÁLKOZÁS: Kalória 163 | Összes zsír 14,1g | Nettó szénhidrát: 1,5 g | Fehérje 6,1g | rost 3,3g)

3.Narancsos fahéjas pogácsa

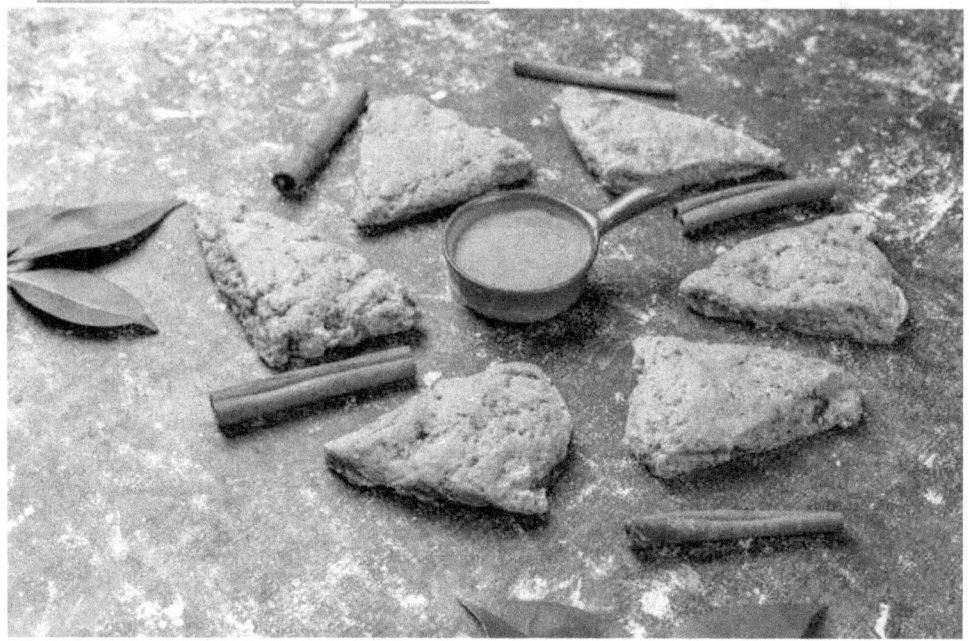

Teljes idő: 30 PERC| Tálalás: 8)

ÖSSZETEVŐK:
- 1 evőkanál arany lenmag
- 1 ½ teáskanál fahéj
- ½ teáskanál só
- 7 evőkanál + 1 evőkanál kókuszliszt
- ½ teáskanál sütőpor
- Egy narancs héja
- ¼ csésze vaj, sózatlan, kockára vágva
- ¼ csésze eritrit
- ¼ teáskanál stevia
- 2 tojás
- 2 evőkanál juharszirup
- ½ teáskanál xantángumi
- 1/3 csésze nehéz tejszín
- 1 tk vanília

A MEGJEGYZÉSÉHEZ:
- 20 csepp stevia
- 1 evőkanál narancslé
- ¼ csésze kókuszvaj

UTASÍTÁS:
- Lásd fent két 400 F.
- Tegye az összes száraz hozzávalót egy tálba, kivéve a xantánt és 1 evőkanál kókuszlisztet. Adjuk hozzá a vajat a száraz keverékhez, és keverjük össze.
- Keverje össze az édesítőt és a tojást, amíg alaposan el nem keveredik és világos színű lesz. Tedd bele a juharszirupot, a maradék lisztet, a xantángumit, a tejszínt és a vaníliát; addig keverjük, amíg össze nem sűrűsödik.

- Adja hozzá a nedves keveréket a szárazhoz, 2 evőkanál folyadékot letartva, keverje össze, adjon hozzá fahéjat, és kézzel formálja a masszát. Formázzunk golyót és nyomkodjuk bele egy torta formába. 8 darabra szeleteljük.
- Kibélelt tepsire tesszük, és tartalék folyadékkal megkenjük a pogácsa tetejét.
- 15 percig sütjük, kivesszük a sütőből és kihűtjük.
- Tálalás előtt készítsünk cukormázt és csorgassuk rá a pogácsákat.

TÁPLÁLKOZÁS: Kalória 232 | Összes zsír 20g | Nettó szénhidrát: 3,3 g | Fehérje 3,3g | Rost: 4,3 g)

4.Pirospaprika, Mozzarella és Bacon Frittata

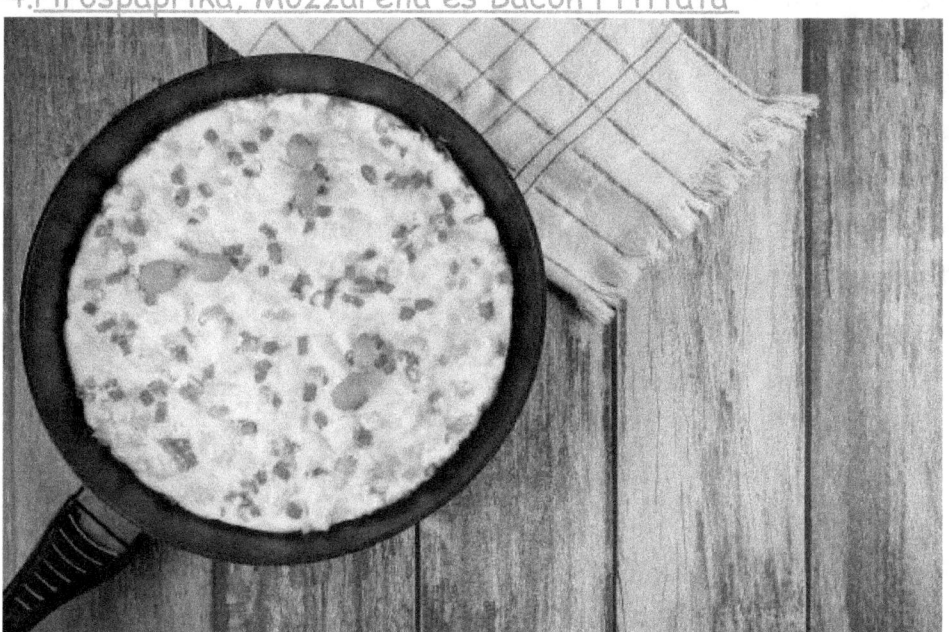

Teljes idő: 35 PERC| Tálalás: 6

ÖSSZETEVŐK:
- 1 evőkanál olívaolaj
- 7 szelet bacon
- 1 piros kaliforniai paprika, apróra vágva
- ¼ csésze nehéz tejszín
- ¼ csésze parmezán sajt, reszelve
- 9 tojás
- Só, bors
- 2 evőkanál petrezselyem, apróra vágva
- 4 csésze Bella gomba, nagy
- ½ csésze bazsalikom, apróra vágva
- 4 dkg mozzarella sajt, kockára vágva
- 2 dl kecskesajt, apróra vágva

UTASÍTÁS:
- Lásd fent két 350 F.
- Egy serpenyőben olívaolajat hevítünk, majd hozzáadjuk a bacont, és 5 percig pirítjuk.
- Adjunk hozzá pirospaprikát, és főzzük 2 percig puhára. Amíg a bors fő, adjunk hozzá tejszínt, parmezánt, tojást, petrezselymet, sót és borsot egy tálba, és keverjük össze.
- Tegye a gombát egy fazékba, keverje össze, és főzze 5 percig, amíg el nem ázik zsírban. Adjunk hozzá bazsalikomot, főzzük 1 percig, majd adjuk hozzá a mozzarellát.
- Adjuk hozzá a tojásos keveréket, és egy kanál segítségével mozgassuk a hozzávalókat úgy, hogy a tojás a serpenyő aljára kerüljön.

- Megkenjük kecskesajttal, és 8 percre a sütőbe tesszük, majd 6 percig sütjük.
- Késsel húzzuk ki a frittata széleit a serpenyőből, és tegyük egy tányérra, és szeleteljük fel.

TÁPLÁLKOZÁS: Kalória 408 | Összes zsír 31,2g | Nettó szénhidrát: 2,4 g | Fehérje 19,2 g | Rost: 0,8 g)

5.Sajtos és kolbászos piték

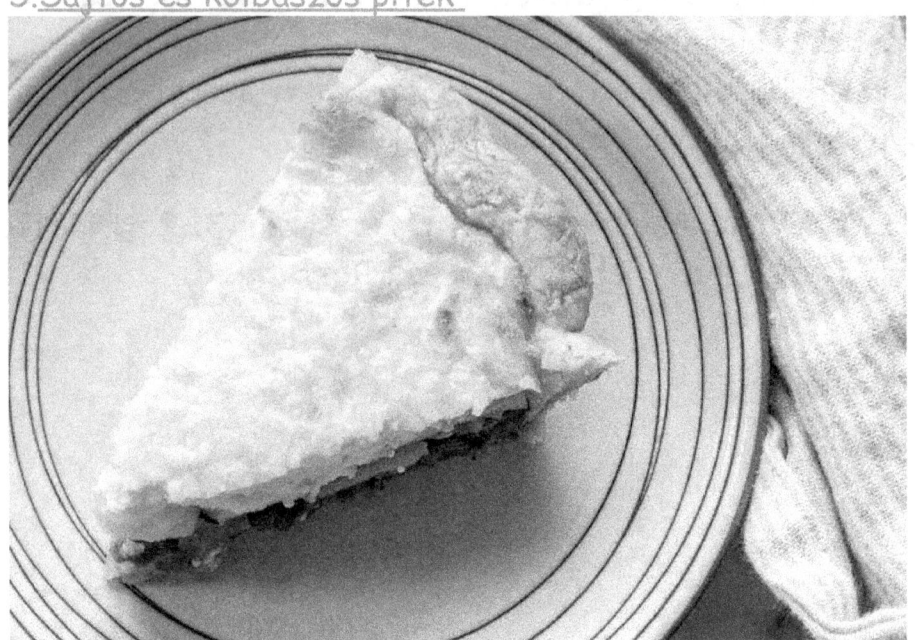

Teljes idő: 40 PERC| Tálalás: 2

ÖSSZETEVŐK:
- 1 ½ darab csirkehús kolbász
- ½ teáskanál rozmaring
- ¼ teáskanál szódabikarbóna
- ¼ csésze kókuszliszt
- ¼ teáskanál cayenne bors
- 1/8 teáskanál só
- 5 tojássárgája
- 2 tk citromlé
- ¼ csésze kókuszolaj
- 2 evőkanál kókusztej
- ¾ cheddar sajt, reszelve

UTASÍTÁS:
- Lásd fent két 350 F.
- A kolbászt feldaraboljuk, a serpenyőt felforrósítjuk és megfőzzük. Amíg a kolbász főz, az összes száraz hozzávalót összekeverjük egy tálban. Egy másik tálban keverjük össze a tojássárgáját, a citromlevet, az olajat és a kókusztejet. Adjunk hozzá folyadékot a száraz keverékhez, és adjunk hozzá ½ csésze sajtot; hajtsd össze, és tedd 2 ramekinbe.
- Adjuk hozzá a főtt kolbászt a tésztához, és egy kanál segítségével nyomjuk bele a masszába.
- 25 perc alatt aranybarnára sütjük a tetejét. Megszórjuk a maradék sajttal, és 4 percig sütjük.
- Melegen tálaljuk.

TÁPLÁLKOZÁS: Kalória 711 | Összes zsír 65,3g | Nettó szénhidrát: 5,8 g | Fehérje 34,3 g | Rost: 11,5 g)

6.Reggeli Quiche

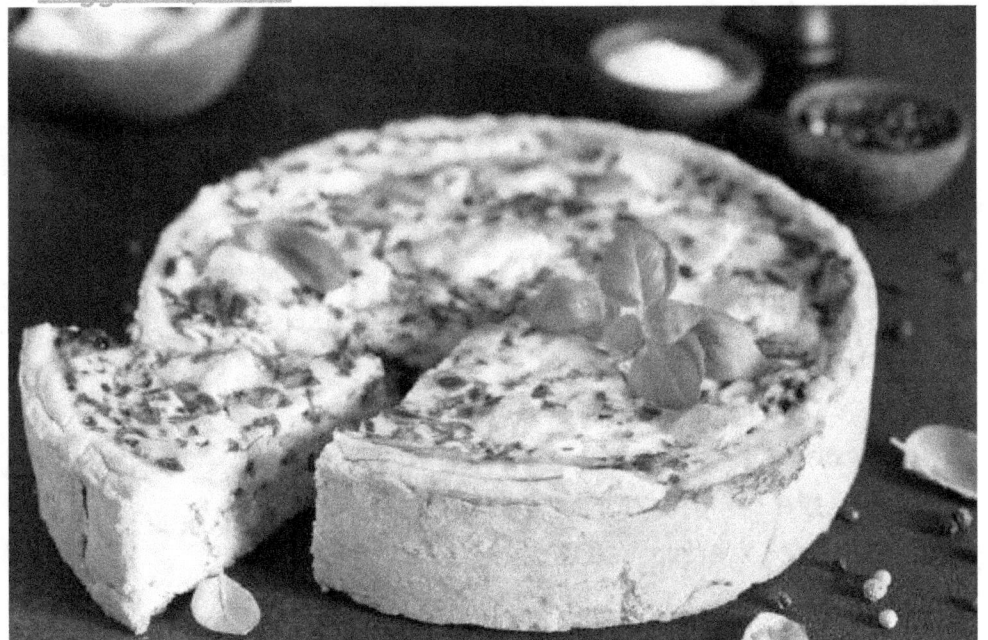

Teljes idő: 30 PERC| Tálalás: 2

ÖSSZETEVŐK:
- 3 evőkanál kókuszolaj
- 5 tojás
- 8 szelet bacon, megfőzve és apróra vágva
- ½ csésze tejszín
- 2 csésze bébispenót, durvára vágva
- 1 csésze pirospaprika, apróra vágva
- 1 csésze sárgahagyma, apróra vágva
- 2 gerezd fokhagyma, felaprítva
- 1 csésze gomba, apróra vágva
- 1 csésze cheddar sajt, reszelve
- Só

UTASÍTÁS:
- Melegítse elő a sütőt 375 F-ra.
- Egy nagy tálban keverje össze az összes zöldséget, beleértve a gombát is.
- Egy másik kis tálban habosra keverjük az 5 tojást a tejszínnel
- Óvatosan kanalazd a zöldségkeveréket egy főzősprayvel bevont muffin tepsibe, és kend meg tojással és sajttal, és töltsd meg a muffinformák ¾-ével. A tetejét megszórjuk apróra vágott szalonnával.
- Helyezze a sütőbe 15 percre, vagy amíg a quiche teteje megszilárdul.
- Tálalás előtt hagyjuk néhány percig hűlni.

TÁPLÁLKOZÁS: Kalória 210 | Összes zsír 13g | Nettó szénhidrát: 5g | fehérje 6g)

7.Chicharrones con Huevos (sertéshéj és tojás)

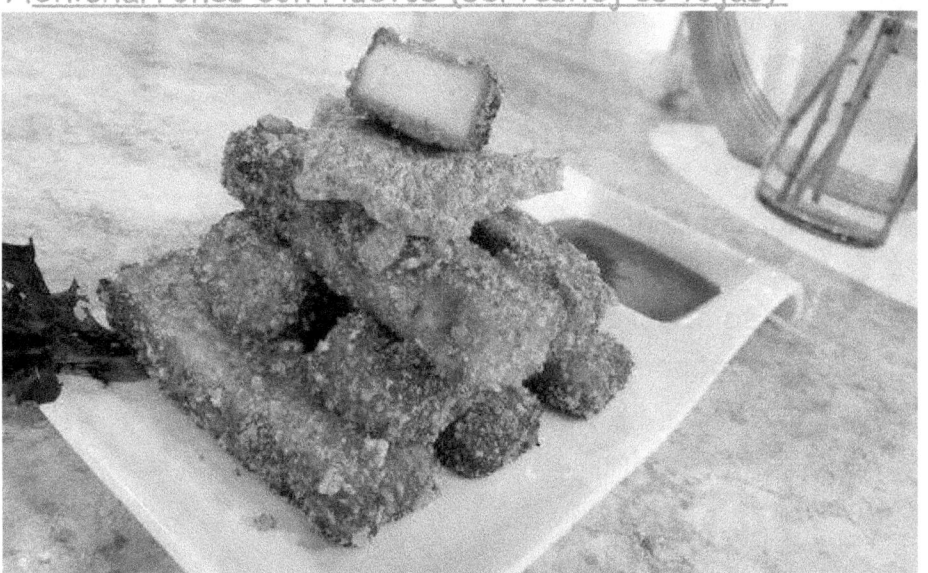

Teljes idő: 30 PERC| Tálalás: 3

ÖSSZETEVŐK:

- 4 szelet bacon
- 1,5 oz sertéshéj
- 1 avokádó, kockára vágva
- ¼ csésze hagyma, apróra vágva
- 1 paradicsom, apróra vágva
- 2 jalapeno paprika, a magokat eltávolítjuk és felaprítjuk
- 5 tojás
- ¼ csésze koriander
- Só, bors

UTASÍTÁS:

- A serpenyőt felforrósítjuk, és enyhén ropogósra sütjük a szalonnát. Vegyük ki az edényből, és tegyük félre papírtörlőre.
- A sertéshéjat a hagymával, a paradicsommal, a borssal együtt adjuk az edényhez, és 3 percig főzzük, amíg a hagyma megpuhul és tiszta lesz.
- Adjuk hozzá a koriandert, óvatosan keverjük össze és adjuk hozzá a tojást. Rántotta fel a tojást, majd adjuk hozzá az avokádót és hajtsa össze.
- Szolgál.

TÁPLÁLKOZÁS: Kalória 508 | Összes zsír 43g | Nettó szénhidrát: 12g | Fehérje 5 g | Rost: 5,3 g)

8.Málna és kakaó reggeli tál

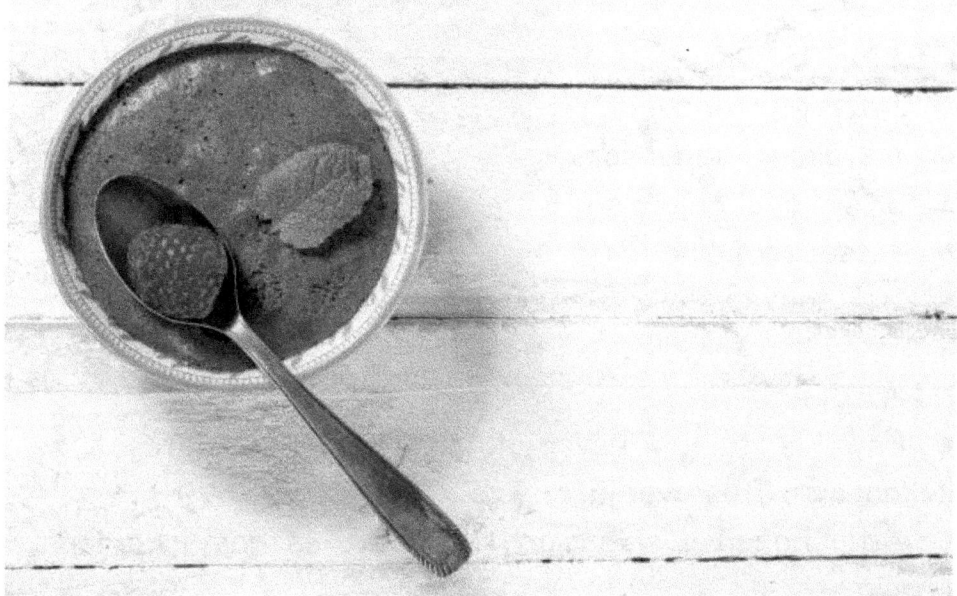

Teljes idő: 40 PERC| Tálalás: 1

ÖSSZETEVŐK:

- 1 csésze mandulatej
- 1 evőkanál kakaópor
- 3 evőkanál chia mag
- ¼ csésze málna
- 1 tk agavé vagy xilit

UTASÍTÁS:

- Egy kis tálban keverjük össze a mandulatejet és a kakaóport. Jól keverjük össze.
- Adja hozzá a chia magot a tálba, és hagyja pihenni 5 percig.
- Egy villával gyúrjuk fel a chia és kakaó keveréket, majd tegyük a hűtőbe legalább 30 percre.
- Tálaljuk málnával és egy csepp agavéval a tetejére

TÁPLÁLKOZÁS: Kalória 230 | Összes zsír 20g | Nettó szénhidrát: 4g | fehérje 15g)

9.Anaheim Pepper Gruyere gofri

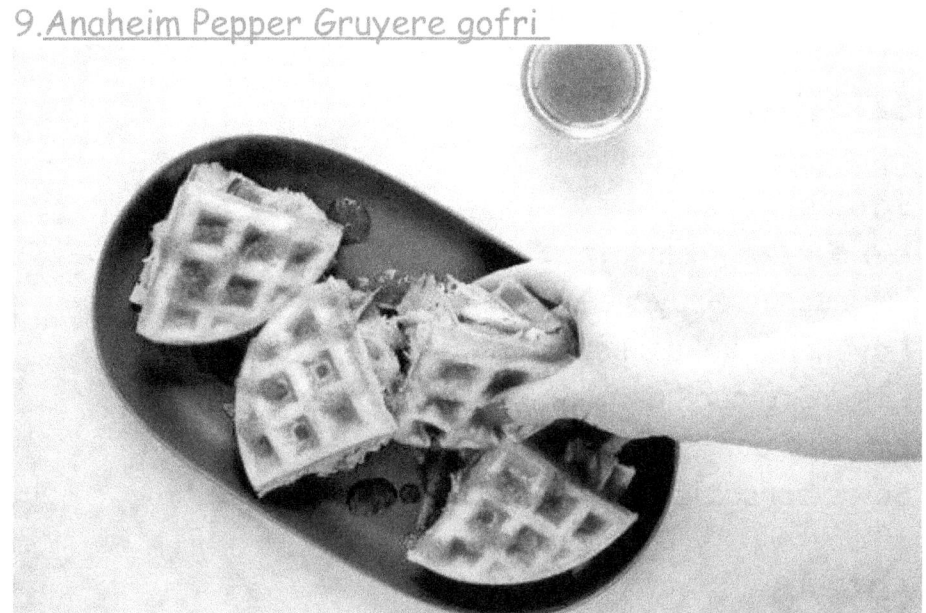

Teljes idő: 16 PERC| Tálalás: 2

ÖSSZETEVŐK:

- 1 kis Anaheim paprika
- 3 tojás
- 1/4 csésze krémsajt
- 1/4 csésze Gruyere sajt
- 1 evőkanál kókuszliszt
- 1 tk Metamucil por
- 1 tk sütőpor
- Só és bors ízlés szerint

UTASÍTÁS:

- Turmixgépben keverje össze az összes hozzávalót, kivéve a sajtot és az anaheimi borsot. Ha a hozzávalókat jól összekeverték, adjunk hozzá sajtot és borsot. Jól keverjük össze, amíg minden összetevő jól el nem keveredik.
- Melegítse fel a gofrisütőt; öntsük rá a gofrikeveréket és főzzük 5-6 percig. Forrón tálaljuk.

TÁPLÁLKOZÁS: Kalória 223,55 | Összes zsír 17g | Nettó szénhidrát: 5,50 g | fehérje 11g)

10. Diós kakaó gabona

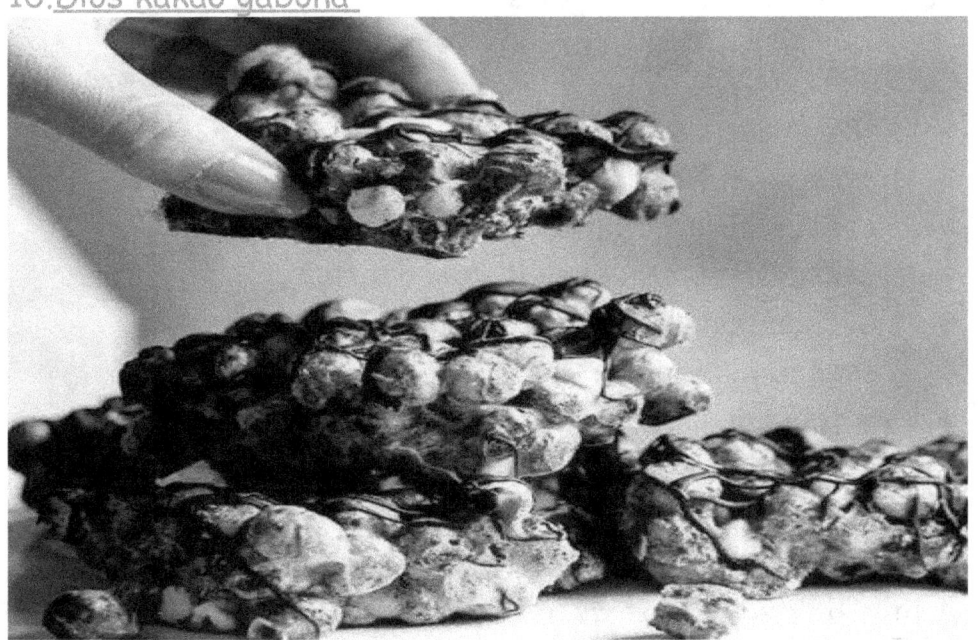

Teljes idő: 12 PERC| Tálalás: 2

ÖSSZETEVŐK:

- 3 tk bio vaj
- ¾ csésze pirított dió, durvára vágva
- ¾ csésze pirított makadámdió, durvára vágva
- ½ csésze kókuszreszelék, cukrozatlan
- ½ evőkanál stevia (elhagyható)
- 2 csésze mandulatej
- 1/8 teáskanál só

UTASÍTÁS:

- Olvasszuk fel a vajat egy lábosban közepes lángon. Adjuk hozzá a pirított diót az edényhez, és keverjük 2 percig.
- Adja hozzá a kókuszreszeléket az edénybe, és folytassa a keverést, hogy ne égesse meg a hozzávalókat.
- Meglocsoljuk steviával (ha használunk), majd a tejet az edénybe öntjük. Adj hozzá sót. Keverjük újra, és kapcsoljuk ki a hőt.
- Tálalás előtt 10 percig pihentetjük, hogy a hozzávalók a tejbe ázzanak.

TÁPLÁLKOZÁS: Kalória 515 | Összes zsír 50,3g | Nettó szénhidrát: 14,4 g | Fehérje 6,5 g | Rost: 7,3 g)

11.Reggeli Tacos

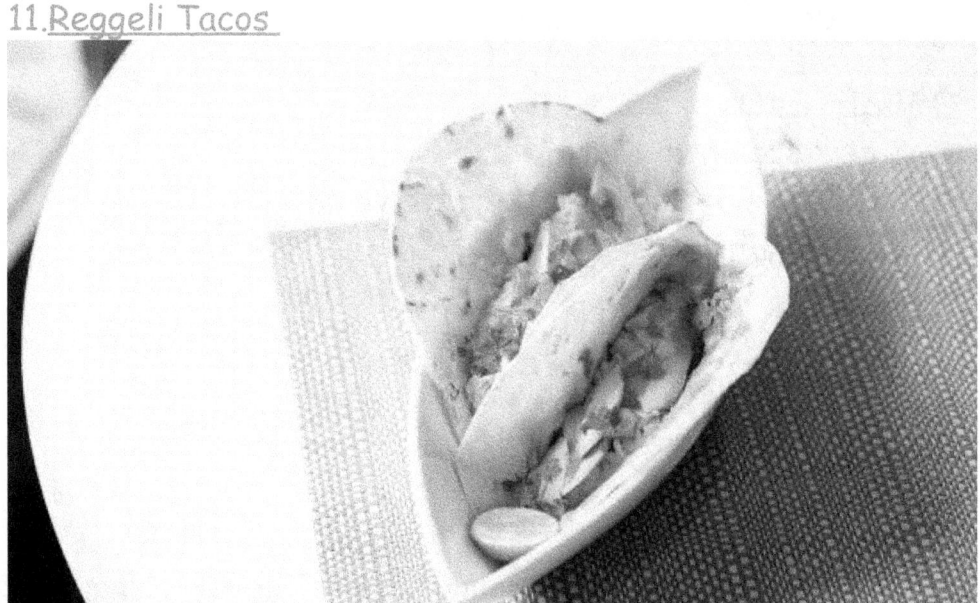

Teljes idő: 25 PERC| Tálalás: 3

ÖSSZETEVŐK:
- 3 csík szalonna
- 1 csésze mozzarella sajt, reszelve
- 2 evőkanál vaj
- 6 tojás
- Só, bors
- ½ avokádó, kockára vágva
- 1 oz cheddar sajt, felaprítva

UTASÍTÁS:
- Ropogósra főzzük a szalonnát, majd tegyük félre, amíg szükséges.
- Melegítsen fel egy tapadásmentes serpenyőt, tegyen 1/3 csésze mozzarellát a serpenyőbe, és főzze 3 percig, amíg a széle körül megpirul. Tegyen egy fakanalat egy tálba vagy fazékba, és fogóval emelje ki a sajtos tacót az edényből. Ismételje meg a maradék sajttal.
- Olvasszuk meg a vajat egy serpenyőben, és verjük fel a tojásrántottát; fűszerezd a borsot és a sót.
- A tojásokat kanalazzuk a megkeményedett héjba, majd avokádóval és szalonnával megkenjük.
- A tetejére cheddart teszünk, és tálaljuk.

TÁPLÁLKOZÁS: Kalória 443 | Összes zsír 36,2g | Nettó szénhidrát: 3g | Fehérje 25,7 g | Rost: 1,7 g)

12.Sajtos szalonnás és metélőhagymás omlett

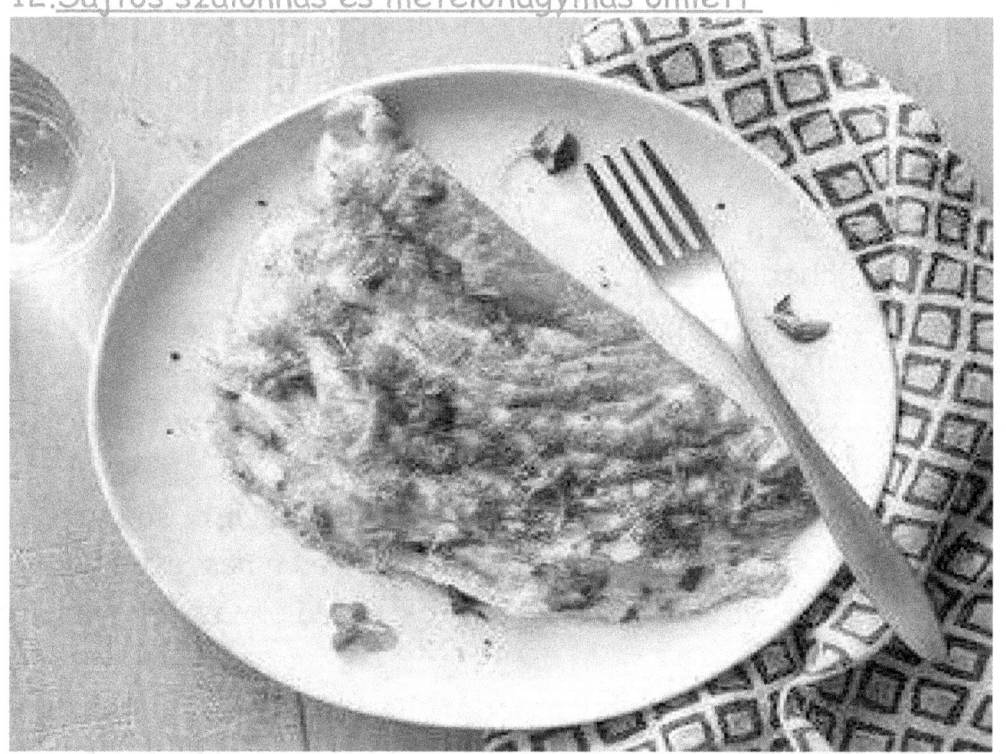

Teljes idő: 30 PERC| Tálalás: 1

ÖSSZETEVŐK:

- 2 nagy tojás
- Só, bors
- 1 tk bacon zsír
- 1 oz cheddar sajt
- 2 szelet bacon, főzve
- 2 szál metélőhagyma

UTASÍTÁS:

- A tojásokat felverjük, és ízlés szerint sózzuk és borsozzuk. Vágja fel a metélőhagymát és a reszelt sajtot.
- A serpenyőt felforrósítjuk, és a szalonnazsírt forróra főzzük.
- Adjunk hozzá tojást az edényhez, és tegyük a tetejére metélőhagymát. Addig főzzük, amíg a szélek kötődni kezdenek, majd adjunk hozzá bacont és főzzük 30-60 másodpercig.
- Adjunk hozzá sajtot és néhány további metélőhagymát. Egy spatulával hajtsa félbe. Nyomja meg a lezáráshoz és fordítsa meg.
- Azonnal tálaljuk.

TÁPLÁLKOZÁS: Kalória 463 | Összes zsír 39g | Nettó szénhidrát: 1g | Fehérje 24g | rost 0g)

13.Pizza Gofri

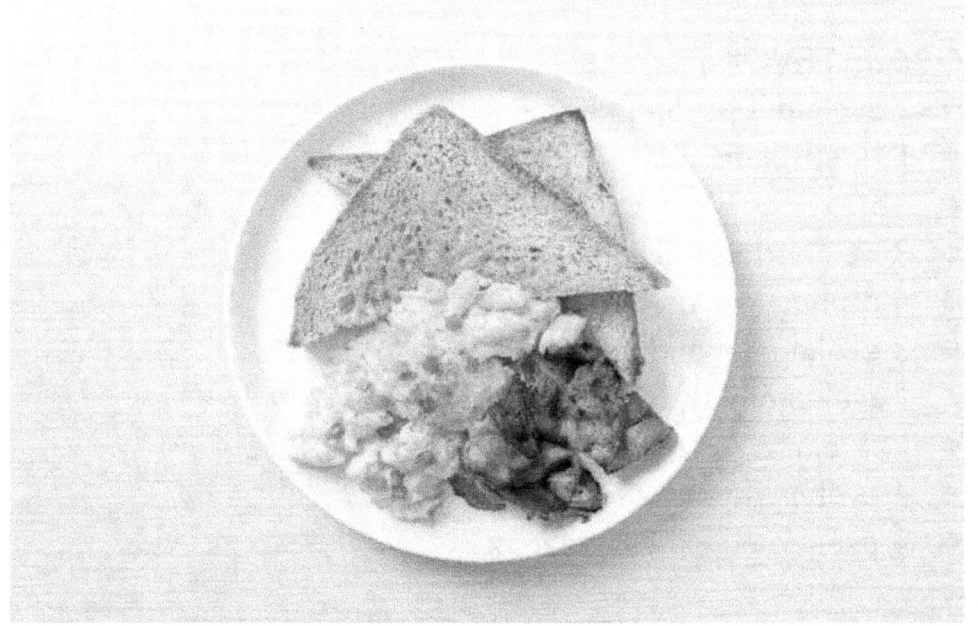

Teljes idő: 30 PERC| Tálalás: 2

ÖSSZETEVŐK:

- 1 evőkanál psyllium héj
- 1 tk sütőpor
- Só
- 3 oz cheddar sajt
- 4 db nagy tojás
- 3 evőkanál mandulaliszt
- 1 evőkanál vaj, bio
- 1 tk olasz fűszer
- 4 evőkanál parmezán sajt
- $\frac{1}{2}$ csésze paradicsomszósz

UTASÍTÁS:

- Adjunk hozzá minden hozzávalót egy tálba, kivéve a sajtot és a paradicsomszószt. Használjon turmixgépet vagy turmixgépet, amíg a keverék sűrű nem lesz.
- Melegítse fel a gofrisütőt, és a keverékből készítsen két gofrit.
- Helyezze a gofrit egy bélelt tepsire, és tegye rá paradicsomszószt és sajtot (egyenletesen elosztva). 3 percig sütjük, vagy amíg a sajt megolvad.
- Szolgál.

TÁPLÁLKOZÁS: Kalória 525,5 | Összes zsír 41,5g | Nettó szénhidrát: 5g | Fehérje 29g | rost 5,5g)

14.Szardella, spenót és spárga omlett

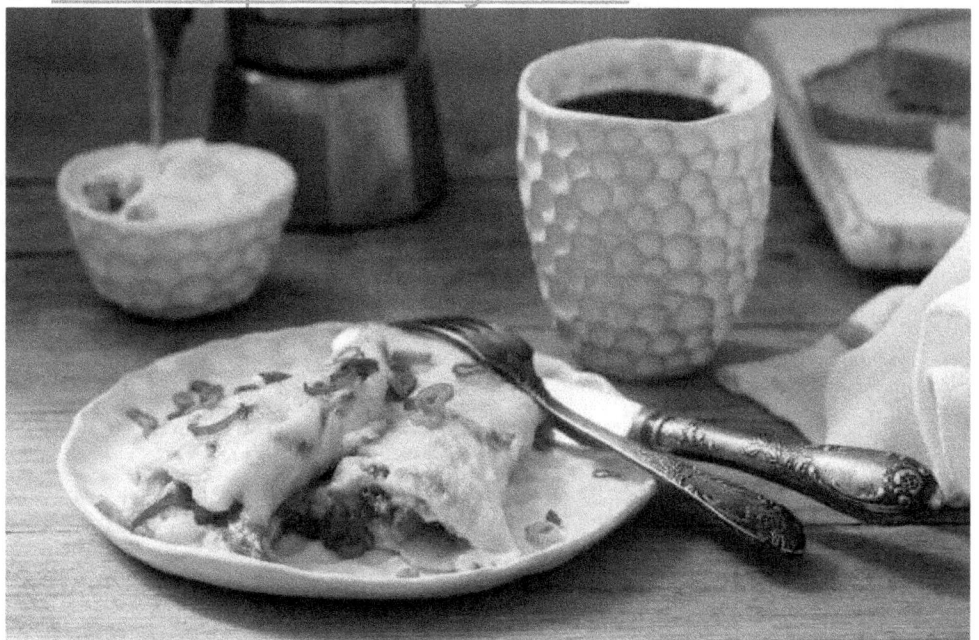

Teljes idő: 23 PERC| Tálalás: 2

ÖSSZETEVŐK:

- 2 uncia szardella olívaolajban
- 2 bio tojás
- 3/4 csésze spenót
- 4 pácolt spárga
- Kelta tengeri só
- Frissen őrölt fekete bors
-

UTASÍTÁS:

- Melegítsük elő a sütőt 375 F-ra.
- Helyezze a szardellat a tepsi aljába.
- Egy tálban verjük fel a tojást, és öntsük a hal tetejére. A tetejére tesszük a spenótot és az apróra vágott spárgát.
- Ízlés szerint sózzuk, borsozzuk.
- Előmelegített sütőben kb 10 percig sütjük.
- Forrón tálaljuk.

TÁPLÁLKOZÁS: Kalória 83 | Összes zsír 4,91g | Nettó szénhidrát: 2,28g | fehérje 7,5 g)

15. Őszi nullhasú sütőtökös kenyér

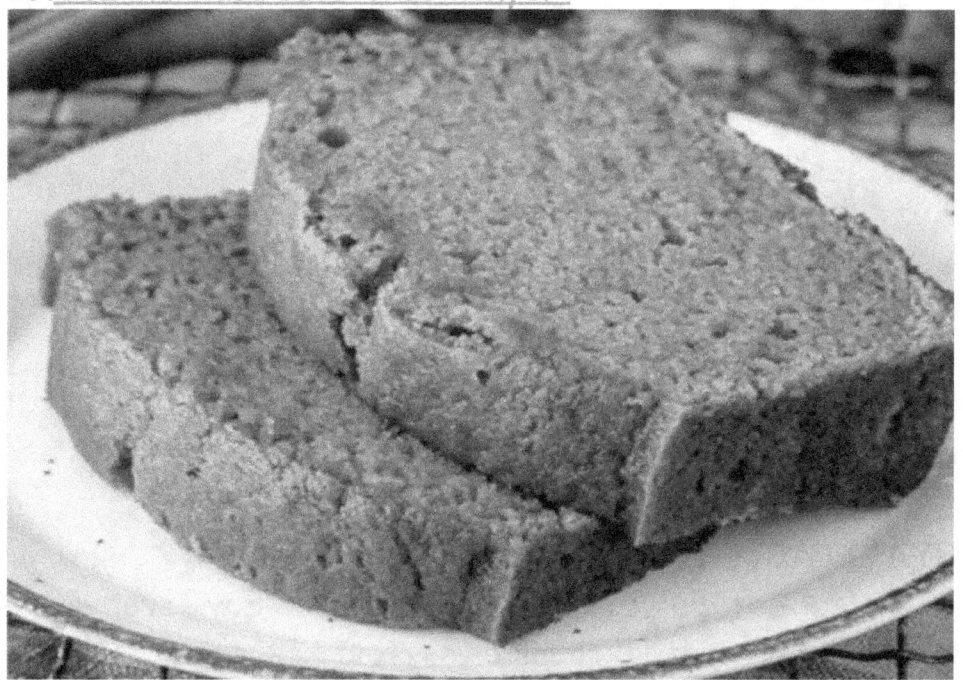

Teljes idő: 1 ÓRA 30 PERC| Tálalás: 2

ÖSSZETEVŐK:
- 3 tojás fehérje
- 1/2 csésze kókusztej
- 1 1/2 csésze mandulaliszt
- 1/2 csésze sütőtök püré
- 2 tk sütőpor
- 1 1/2 tk sütőtök pite fűszer
- 1/2 teáskanál kóser só
- Kókuszolaj a kenéshez

UTASÍTÁS:
- Melegítse elő a sütőt 350 F-ra. Egy szabványos kenyérsütőformát kikenünk olvasztott kókuszolajjal.
- Az összes száraz hozzávalót egy nagy tálba szitáljuk.
- Egy másik tálba öntsük a sütőtökpürét és a kókusztejet, és jól keverjük össze. Egy külön tálban verjük fel a tojásfehérjét. Belekeverjük a tojásfehérjét, és óvatosan beleforgatjuk a tésztába.
- A tésztát az előkészített kenyérformába terítjük.
- A kenyeret 75 percig sütjük. Ha kész, vegye ki a kenyeret a sütőből, és hagyja kihűlni.
- Szeleteljük és tálaljuk.

TÁPLÁLKOZÁS: Kalória 197 | Összes zsír 16g | Nettó szénhidrát: 8,18g | fehérje 7,2g)

16. Frozen Zero-Belly ccino

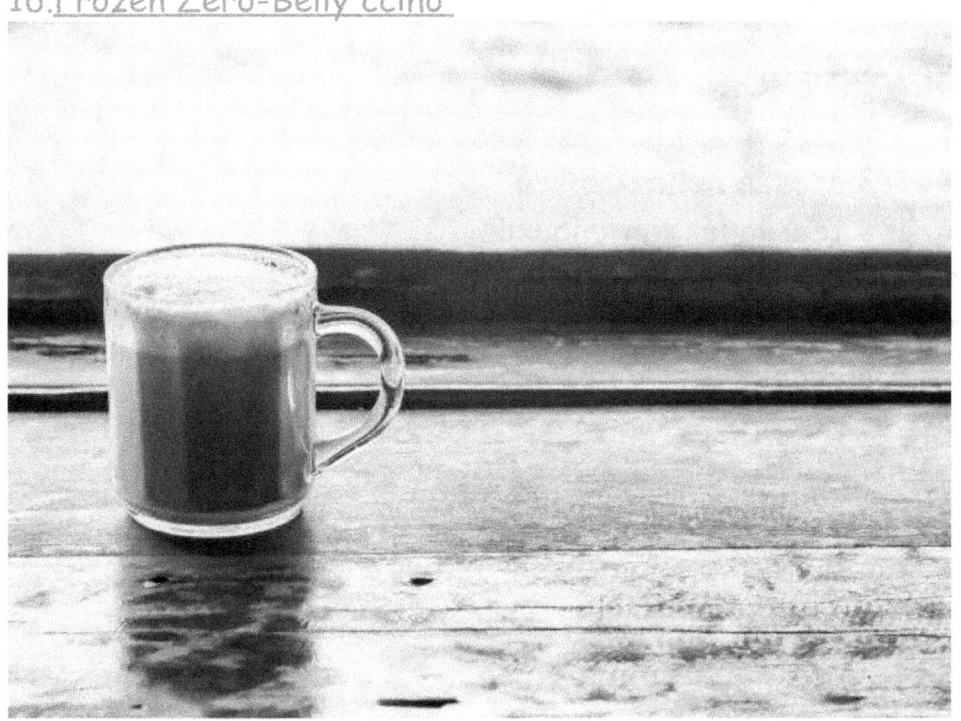

Teljes idő: 10 PERC| Tálalás: 1

ÖSSZETEVŐK:

- 1 csésze hideg kávé
- 1/3 csésze nehéz tejszín
- 1/4 teáskanál xantángumi
- 1 tk tiszta vanília kivonat
- 1 evőkanál xilit
- 6 jégkocka
-

UTASÍTÁS:

- Helyezze az összes hozzávalót a turmixgépbe.
- Addig turmixoljuk, amíg az összes hozzávaló jól össze nem keveredik és sima lesz.
- Tálaljuk és élvezzük.

TÁPLÁLKOZÁS: Kalória 287 | Összes zsír 29g | Nettó szénhidrát: 2,76 g | fehérje 1,91 g)

17. Édes és krémes tojás

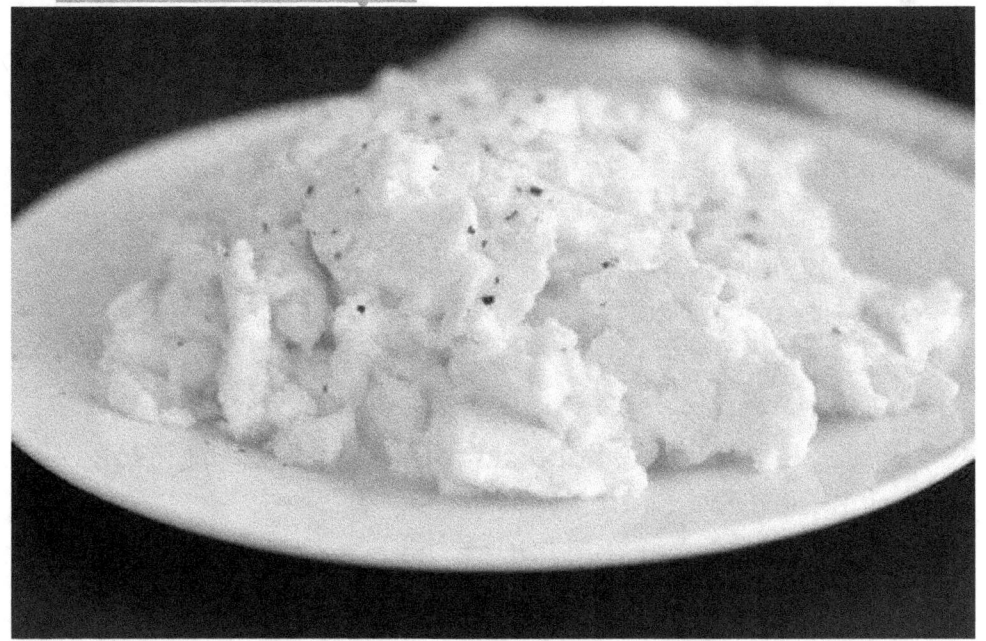

Teljes idő: 17 PERC| Tálalás: 1

ÖSSZETEVŐK:

- 2 bio tojás
- 1/3 csésze nehéz tejszín, lehetőleg bio
- ½ evőkanál stevia
- 2 evőkanál bio vaj
- 1/8 tk fahéj, őrölt

UTASÍTÁS:

- Egy kis tálban habosra keverjük a tojásokat, a tejszínhabot és az édesítőt.
- Olvasszuk fel a bio vajat egy serpenyőben közepes lángon, majd öntsük bele a tojásos keveréket.
- Addig főzzük, amíg a tojások sűrűsödni kezdenek, majd tegyük át egy tálba.
- Tálalás előtt megszórjuk a tetejét fahéjjal.

TÁPLÁLKOZÁS: Kalória 561 | Összes zsír 53,6 g | Nettó szénhidrát: 6,4 g | fehérje 15g)

18.Zero-Belly zabpehely

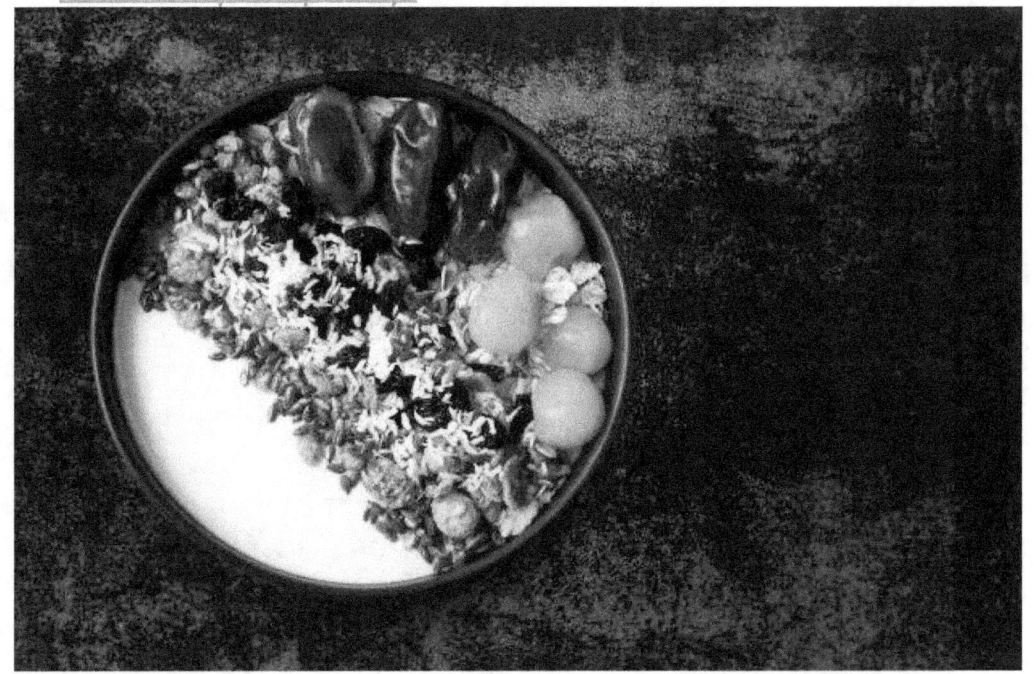

Teljes **idő** : 20 PERC| **Tálalás: 5**

ÖSSZETEVŐK:
- 1/3 csésze mandula, pelyhesítve
- 1/3 csésze cukrozatlan kókuszreszelék
- ¼ csésze chia mag
- 2 evőkanál eritrit
- ¼ csésze kókuszdió, reszelt, cukrozatlan
- 1 csésze mandulatej
- 1 tk vanília, cukormentes
- 10 csepp stevia kivonat
- ½ csésze kemény habtejszín, felvert

UTASÍTÁS:
- A mandulát és a kókuszreszeléket egy edénybe tesszük, és 3 percig pirítjuk, amíg illatos lesz.
- Helyezze a pirított összetevőket egy tálba a chia maggal, az eritrittel és a kókuszreszelékkel együtt; keverjük össze, hogy egyesítsük.
- Felöntjük tejjel, és elkeverjük. Használhat meleg vagy hideg tejet ízlés szerint.
- Adjuk hozzá a vaníliát és a steviát, keverjük össze és tegyük félre 5-10 percre.
- Tejszínhabbal megkenve tálaljuk.

TÁPLÁLKOZÁS: Kalória 277 | Összes zsír 25,6 g | Nettó szénhidrát: 16,4 g | Fehérje 5,5 g | Rost: 7,5 g)

19. Tésztával bevont cheddar sajt

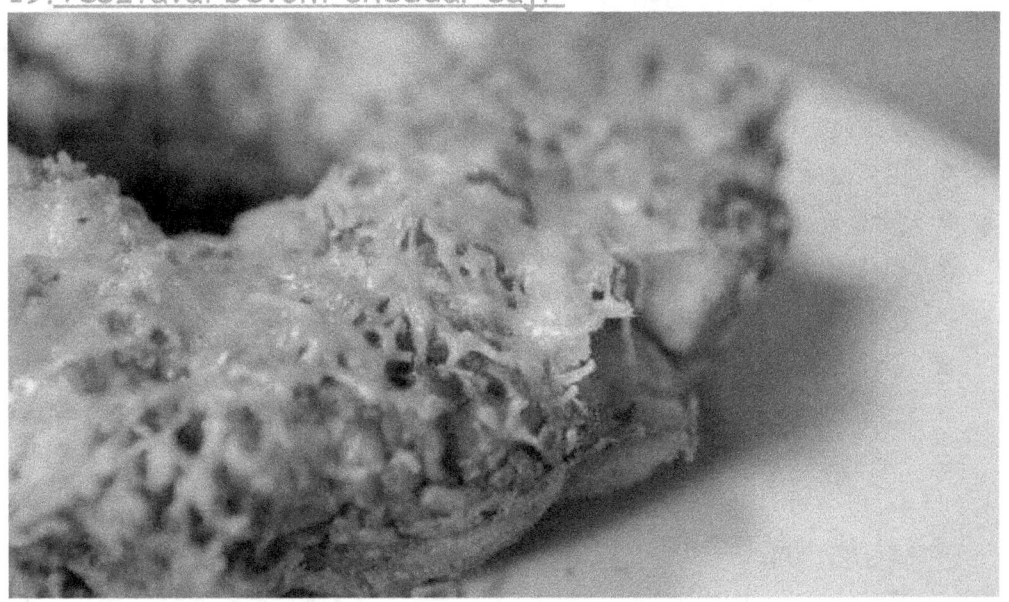

Teljes idő: 23 PERC| Tálalás: 1

ÖSSZETEVŐK:

- 1 nagy tojás
- 2 szelet cheddar sajt
- 1 tk darált dió
- 1 tk őrölt lenmag
- 2 tk mandulaliszt
- 1 tk kendermag
- 1 evőkanál olívaolaj
- Só és bors ízlés szerint

UTASÍTÁS:

- Egy kis tálban verjünk fel egy tojást a sóval és borssal.
- Egy serpenyőben, közepes lángon hevíts fel egy evőkanál olívaolajat.
- Egy külön tálban keverjük össze a darált lenmagot a darált dióval, a kendermaggal és a mandulaliszttel.
- Kenjük be a cheddar szeleteket a tojáskeverékkel, majd forgassuk bele a száraz keverékbe, és süssük meg a sajtot mindkét oldalukon kb. 3 percig. Forrón tálaljuk.

TÁPLÁLKOZÁS: Kalória 509 | Összes zsír 16g | Nettó szénhidrát: 2g | fehérje 21g)

20.Sajtos főtt tojás

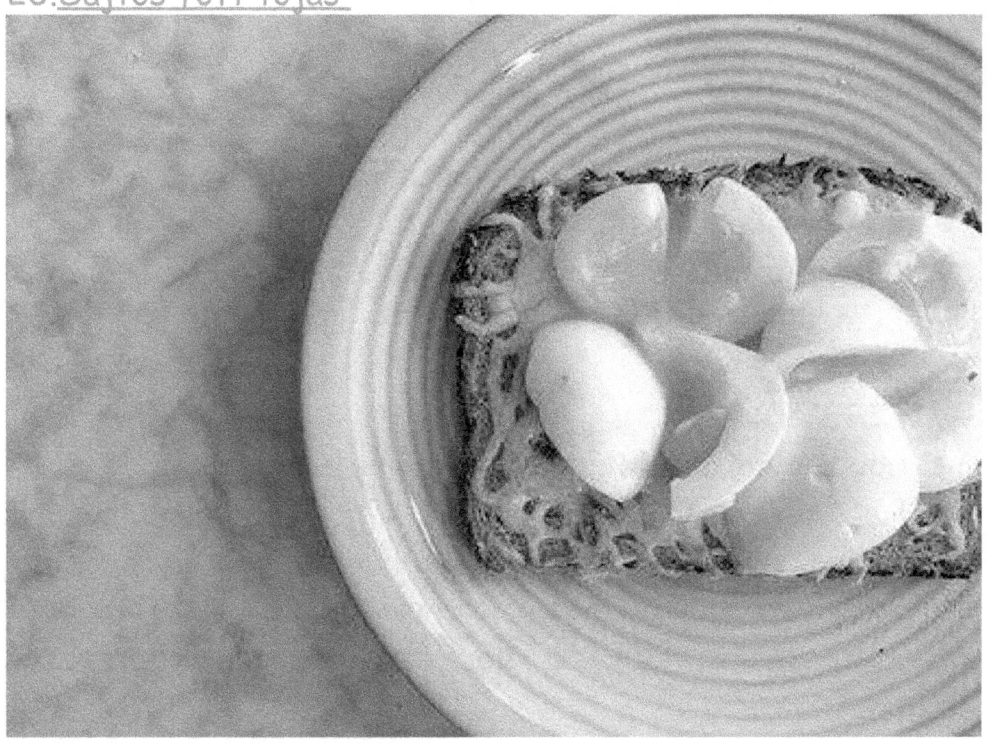

Teljes idő: 27 PERC| Tálalás: 2

ÖSSZETEVŐK:

- 3 tojás
- 2 evőkanál mandulavaj, keverés nélkül
- 2 evőkanál krémsajt, megpuhult
- 1 tk tejszínhab
- Só és bors ízlés szerint

UTASÍTÁS:

- Egy kis lábasban főzzük keményre a tojásokat.
- Ha kész, a tojásokat hideg vízzel megmossuk, meghámozzuk és feldaraboljuk. Helyezze a tojásokat egy tálba; hozzáadjuk a vajat, a krémsajtot és a tejszínhabot.
- Jól összekeverjük és ízlés szerint sózzuk, borsozzuk. Szolgál.

TÁPLÁLKOZÁS: Kalória 212 | Összes zsír 19g | Nettó szénhidrát: 0,75 g | fehérje 7g)

21.Mahón kelkáposzta kolbászos omlett pite

Teljes idő: 40 PERC| Tálalás: 8)

ÖSSZETEVŐK:
- 3 csirke kolbász
- 2 1/2 csésze gomba, apróra vágva
- 3 csésze friss spenót
- 10 tojás
- 1/2 teáskanál fekete bors és zellermag
- 2 tk forró szósz
- 1 evőkanál fokhagyma por
- Só és bors ízlés szerint
- 1 1/2 csésze Mahón sajt (vagy Cheddar)

UTASÍTÁS:
- Melegítsük elő a sütőt 400 F-ra.
- A gombát és a csirkehúskolbászt apróra vágjuk, és öntöttvas serpenyőbe tesszük. Közepes-magas lángon 2-3 percig főzzük.
- Amíg a kolbászok főnek, aprítsuk fel a spenótot, majd adjuk hozzá a spenótot és a gombát a serpenyőbe.
- Közben egy tálban keverjük össze a tojást fekete borssal és zellermaggal, fűszerekkel és csípős szósszal. Az egész keveréket jól keverjük össze.
- Keverje össze a spenótot, a gombát és a kolbászt, hogy a spenót teljesen megfonnyadjon. Ízlés szerint sózzuk, borsozzuk.
- Végül a tetejére adjuk a sajtot.
- Öntsük a tojást a keverékre, és jól keverjük össze.
- Néhány másodpercig keverjük a keveréket, majd helyezzük a serpenyőt a sütőbe. 10-12 percig sütjük, majd 4 percig sütjük a tetejét.

- Hagyjuk egy kicsit hűlni, 8 szeletre vágjuk, és forrón tálaljuk.

TÁPLÁLKOZÁS: Kalória 266 | Összes zsír 17g | Nettó szénhidrát: 7g | fehérje 19g)

22.Monterey Bacon-Scallion Omlett

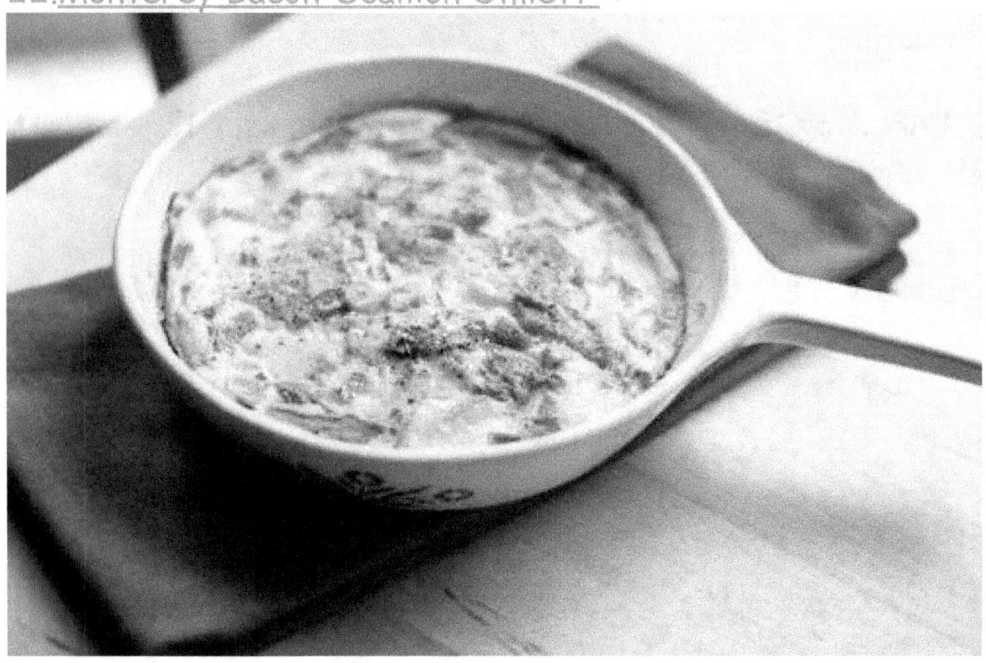

Teljes idő: 30 PERC| Tálalás: 2

ÖSSZETEVŐK:

- 2 tojás
- 2 szelet főtt szalonna
- 1/4 csésze mogyoróhagyma, apróra vágva
- 1/4 csésze Monterey Jack sajt
- Só és bors ízlés szerint
- 1 tk disznózsír

UTASÍTÁS:

- Serpenyőben közepes-alacsony lángon felhevítjük a disznózsírt. Adjuk hozzá a tojást, a mogyoróhagymát és ízlés szerint sózzuk, borsozzuk.
- 1-2 percig főzzük; hozzáadjuk a szalonnát, és tovább pirítjuk 30-45 másodpercig. Kapcsolja ki a hőt a tűzhelyen.
- A szalonna tetejére sajtot teszünk. Ezután vegye ki az omlett két szélét, és hajtsa rá a sajtra. Tartsa ott a széleit egy pillanatra, mert a sajtnak részben meg kell olvadnia. Ugyanígy járjunk el a másik tojással is, és meleg serpenyőben hagyjuk főni egy ideig.
- Forrón tálaljuk.

TÁPLÁLKOZÁS: Kalória 321 | Összes zsír 28g | Nettó szénhidrát: 1,62 g | fehérje 14g)

23.Füstölt pulyka bacon és avokádó Muffin

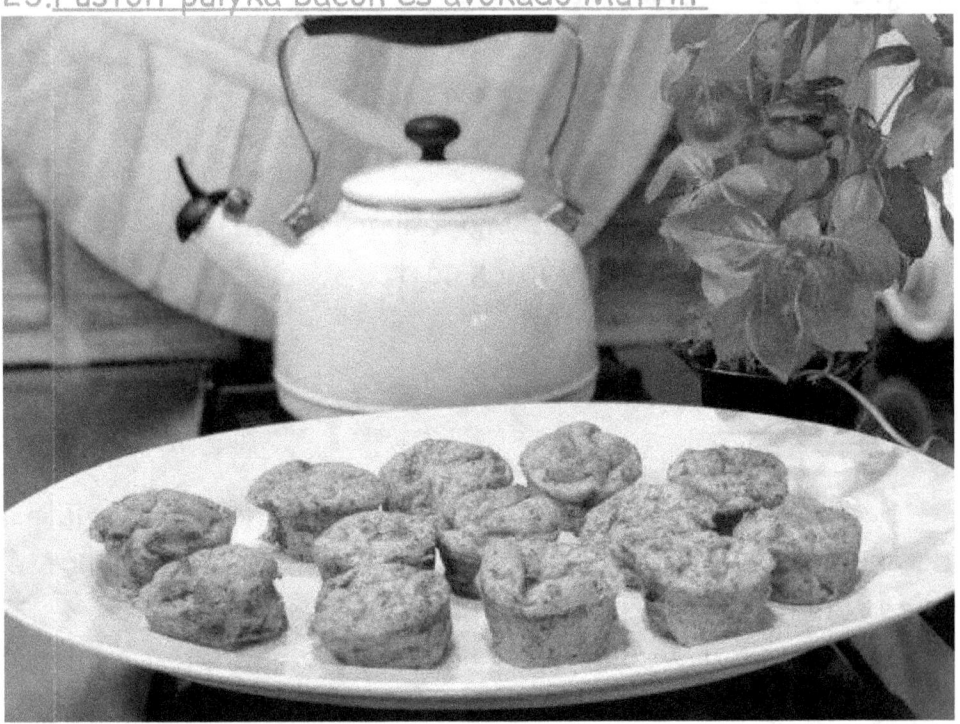

Teljes idő: 45 PERC| Adagok: 16)

ÖSSZETEVŐK:
- 6 szelet füstölt pulyka szalonna
- 2 evőkanál vaj
- 3 újhagyma
- 1/2 csésze cheddar sajt
- 1 tk sütőpor
- 1 1/2 csésze kókusztej
- 5 tojás
- 1 1/2 evőkanál Metamucil por
- 1/2 csésze mandulaliszt
- 1/4 csésze lenmag
- 1 tk darált fokhagyma
- 2 tk szárított petrezselyem
- 1/4 tk vörös chili por
- 1 1/2 evőkanál citromlé
- Só és bors ízlés szerint
- 2 közepes avokádó

UTASÍTÁS:
- Melegítse elő a sütőt 350 F-ra.
- Egy serpenyőben közepes-alacsony lángon süsd ropogósra a szalonnát a vajjal. Adjuk hozzá az újhagymát, a sajtot és a sütőport.
- Egy tálban keverjük össze a kókusztejet, a tojást, a Metamucil port, a mandulalisztet, a lenszemet, a fűszereket és a citromlevet. Kapcsolja le a hőt és hagyja kihűlni. Ezután morzsoljuk össze a szalonnát, és adjuk hozzá az összes zsírt a tojásos keverékhez.

● Az avokádót megtisztítjuk, feldaraboljuk, majd a masszához forgatjuk.
● Mérje ki a tésztát egy tapadásmentes spray-vel lepermetezett vagy kikent cupcake tepsibe, és süsse 25-26 percig.
● Ha kész, hagyjuk kihűlni, és melegen vagy hidegen tálaljuk.

TÁPLÁLKOZÁS: Kalória 184 | Összes zsír 16g | Nettó szénhidrát: 5,51 g | fehérje 5,89 g)

24.Chorizo reggeli paprika

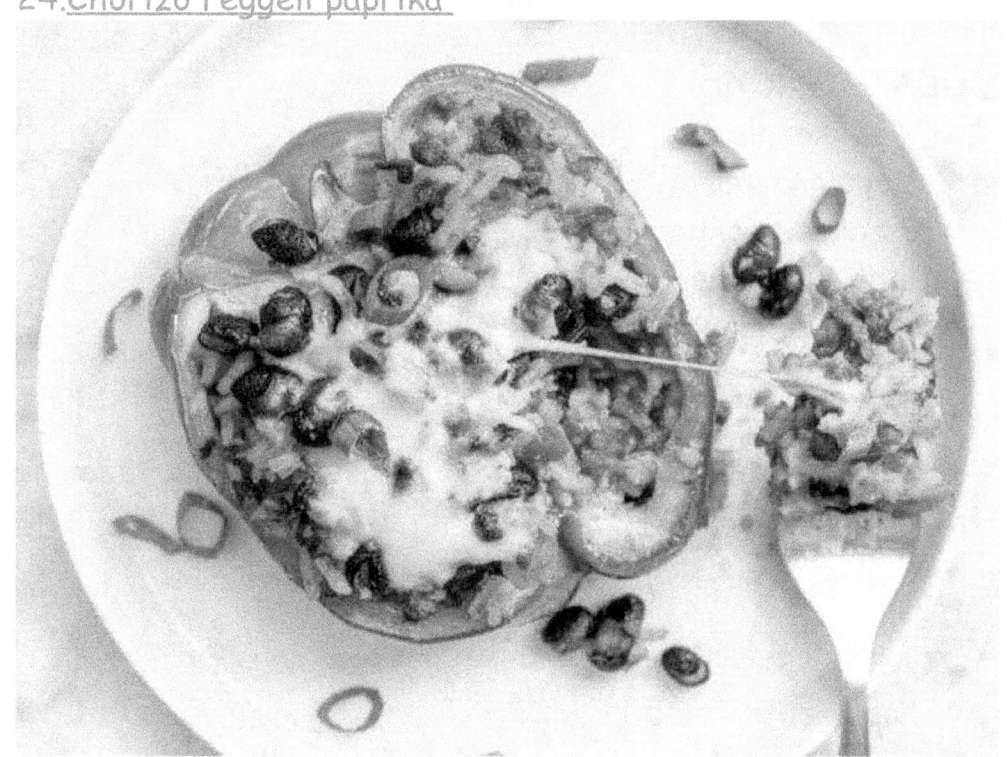

Teljes idő: 25 PERC| Tálalás: 2

ÖSSZETEVŐK:

- ½ evőkanál ghí
- 1 hagyma, apróra vágva
- 2 gerezd fokhagyma
- 6 db bio tojás
- ¼ csésze mandulatej, cukrozatlan
- 1 csésze cheddar sajt, reszelve
- Só és bors ízlés szerint
- 3 nagy kaliforniai paprika, félbevágva, magházát és magjait eltávolítva
- ½ lb. fűszeres chorizo kolbász, morzsolva

UTASÍTÁS:

- Lásd fent két 350 F.
- Egy tapadásmentes serpenyőben közepes lángon felforrósítjuk a ghít, és megfőzzük a chorizo morzsát. Félretesz, mellőz
- Ugyanebben a serpenyőben adjuk hozzá a hagymát és a fokhagymát, és pároljuk néhány percig. Kapcsold le a tüzet és tedd félre.
- Egy tálban keverjük össze a tojást, a tejet, a cheddart, és ízesítsük sóval, borssal.
- Adjuk hozzá a chorizót a tálba a tojásokkal és jól keverjük össze.
- Helyezze a kaliforniai paprika felét egy sütőben használható edénybe, amely ¼ hüvelyk vízzel van megtöltve.

- A kaliforniai paprikába kanalazzuk a chorizót és a tojásos keveréket, és az edényt a sütőbe tesszük 35 percre sütni.
- Melegen tálaljuk.

TÁPLÁLKOZÁS: Kalória 631 | Összes zsír 46g | Nettó szénhidrát: 13g | Fehérje 44g | Rost: 3,5 g)

25. Krémes csokoládé és avokádóhab

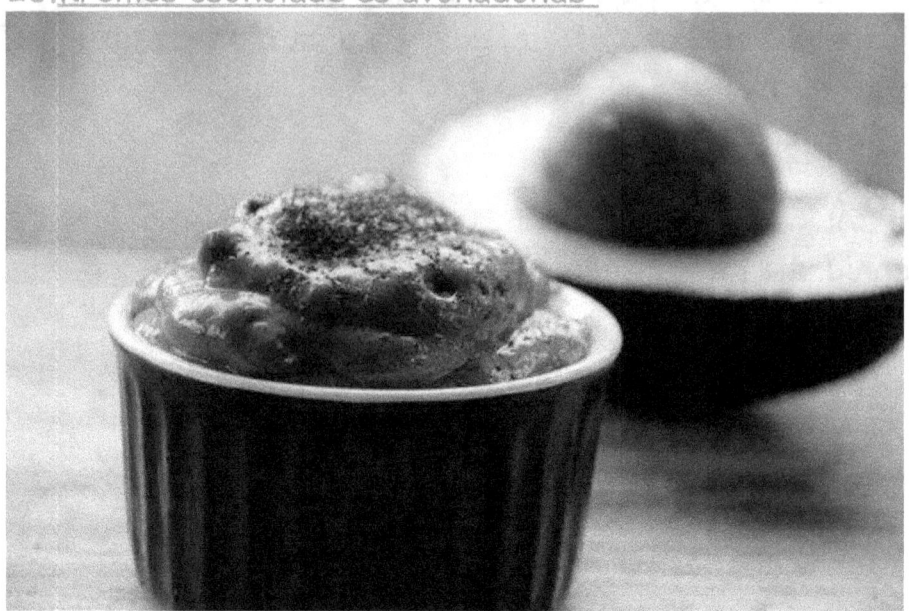

Teljes idő: 50 PERC| Tálalás: 2

ÖSSZETEVŐK:

- 2 érett avokádó
- 1/3 csésze kakaópor
- ½ teáskanál chia mag
- 1 tk vanília kivonat
- 10 csepp Stevie
- 3 evőkanál kókuszolaj

UTASÍTÁS:

- Tegye az összes hozzávalót egy turmixba, és turmixolja simára.
- Öntsük a keveréket egy tálba, és tegyük a hűtőbe 40 percre vagy tovább.
- Hűtve tálaljuk.

TÁPLÁLKOZÁS: Kalória 462 | Összes zsír 46g | Nettó szénhidrát: 15g | Fehérje 6g | Rost 1,2 g)

26. Tejfölös sajtos palacsinta

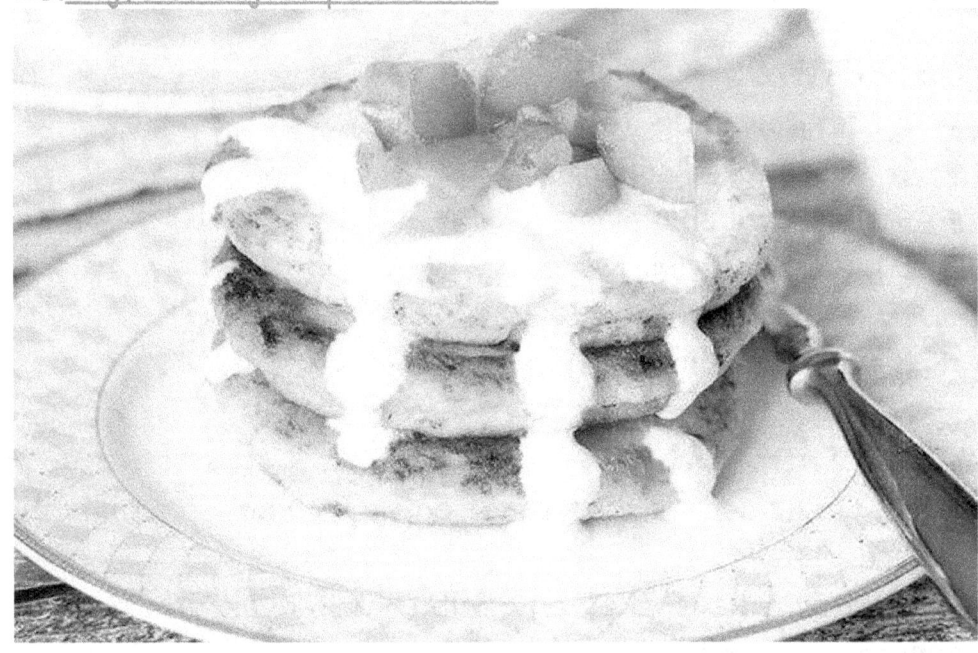

Teljes idő: 30 PERC| Tálalás: 2

ÖSSZETEVŐK:

- 2 tojás
- 1/4 csésze krémsajt
- 1 evőkanál kókuszliszt
- 1 tk őrölt gyömbér
- 1/2 csésze folyékony Stevie
- Kókuszolaj
- Cukormentes juharszirup

UTASÍTÁS:

- Egy mély tálban az összes hozzávalót simára keverjük.
- Melegíts fel egy serpenyőt olajjal közepesen magas hőmérsékleten. Merítsük fel a tésztát és öntsük fel forró olajjal.
- Az egyik oldalát megsütjük, majd megfordítjuk. Felöntjük cukormentes juharsziruppal, és tálaljuk.

TÁPLÁLKOZÁS: Kalória 170 | Összes zsír 13g | Nettó szénhidrát: 4g | fehérje 6,90 g)

27. Vesuvius rántotta Provolone-val

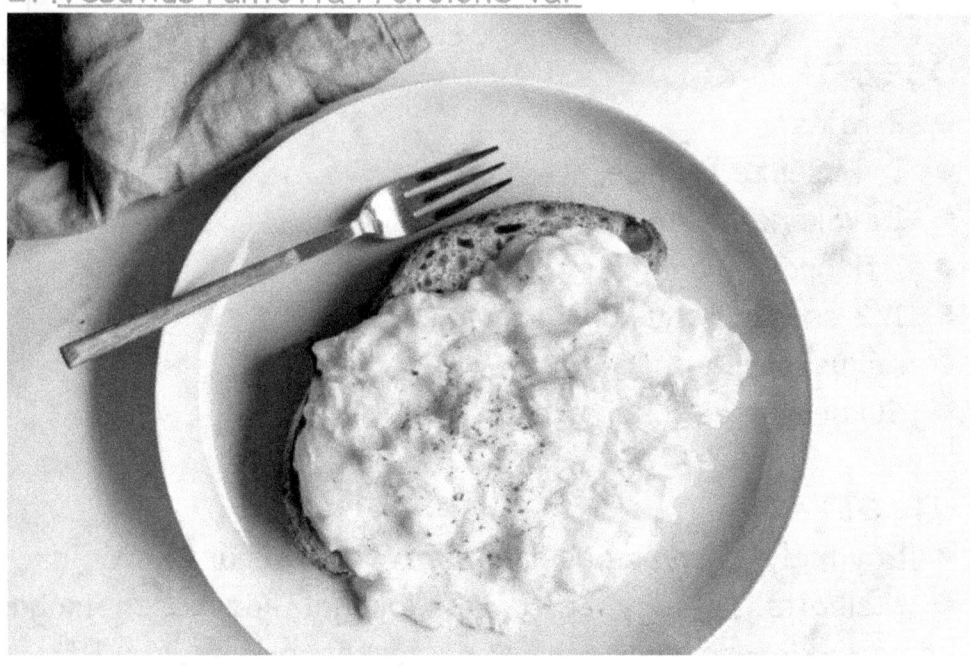

Teljes idő: 15 PERC| Tálalás: 2

ÖSSZETEVŐK:

- 2 nagy tojás
- 3/4 csésze Provolone sajt
- 1,76 oz. levegőn szárított szalámi
- 1 tk friss rozmaring (apróra vágva)
- 1 evőkanál olívaolaj
- Só és bors ízlés szerint
-

UTASÍTÁS:

- Az apróra vágott szalámit kis serpenyőben olívaolajon megpirítjuk.
- Közben egy kis tálban felverjük a tojásokat, majd hozzáadjuk a sót, a borsot és a friss rozmaringot.
- Adjuk hozzá a provolone sajtot, és villával jól keverjük össze.
- Öntsük a tojásos keveréket a szalámival ellátott serpenyőbe, és főzzük körülbelül 5 percig. Forrón tálaljuk.

TÁPLÁLKOZÁS: Kalória 396 | Összes zsír 32,4g | Nettó szénhidrát: 2,8g | Fehérje 26,1g | Rost: 0,3 g)

28.Imádnivaló sütőtök lenmagos muffin

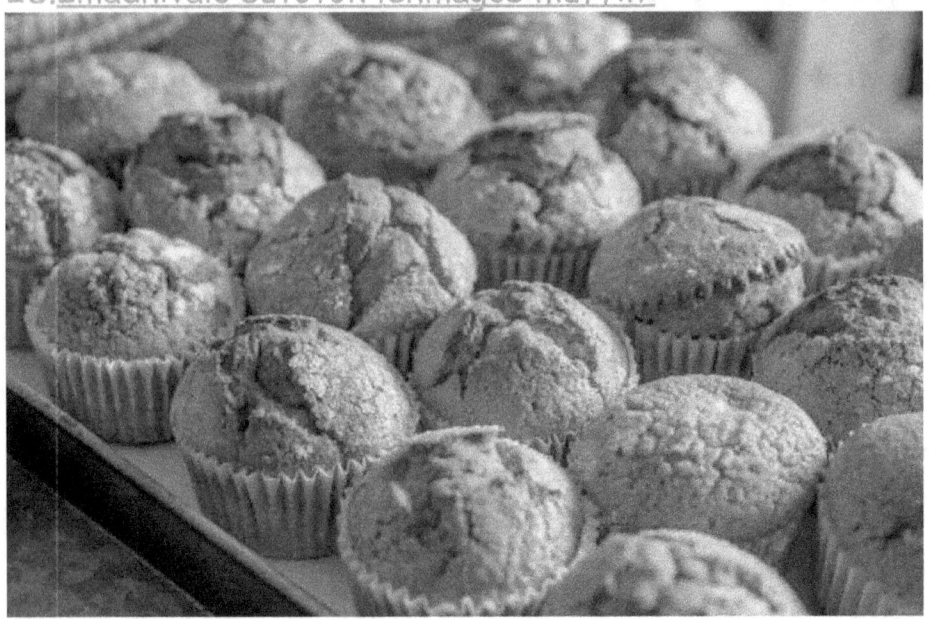

Teljes idő: 25 PERC| Tálalás: 2

ÖSSZETEVŐK:

- 1 tojás
- 1 1/4 csésze lenmag (őrölt)
- 1 csésze sütőtök püré
- 1 evőkanál sütőtök pite fűszer
- 2 evőkanál kókuszolaj
- 1/2 csésze tetszés szerinti édesítő
- 1 tk sütőpor
- 2 tk fahéj
- 1/2 teáskanál almaecet
- 1/2 teáskanál vanília kivonat
- Sózzon két kulcsot

UTASÍTÁS:

- Melegítse elő a sütőt 360 F-ra.
- Először néhány másodpercig őrölje a lenmagot.
- Az összes száraz hozzávalót összekeverjük és összekeverjük.
- Ezután adjuk hozzá a sütőtök pürét, és keverjük össze.
- Adjuk hozzá a vaníliakivonatot és a sütőtök fűszert.
- Adjuk hozzá a kókuszolajat, a tojást és az almaecetet. Adjunk hozzá tetszőleges édesítőszert, és keverjük újra.
- Adjunk egy púpozott evőkanál tésztát minden bélelt muffinhoz vagy cupcake-hez, és szórjuk meg a tökmaggal.
- Kb. 18-20 percig sütjük. Forrón tálaljuk.

TÁPLÁLKOZÁS: Kalória 43| Összes zsír 5,34g | Nettó szénhidrát: 3g | Fehérje 1g | Rost: 1 g)

29.Sült sonka és kelkáposzta rántotta

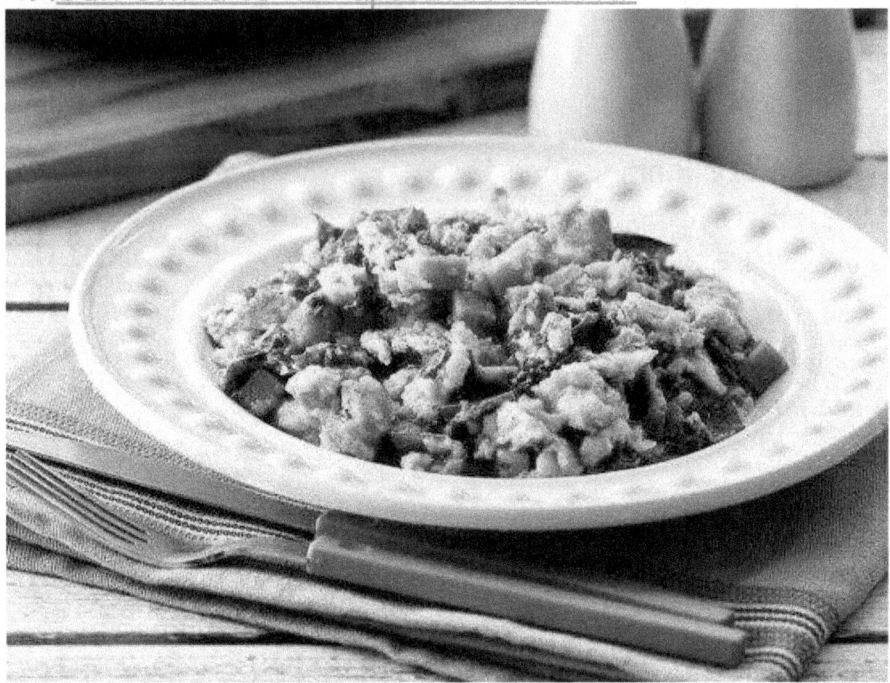

Teljes idő: 40 PERC| Tálalás: 2

ÖSSZETEVŐK:
- 5 uncia sonka kockára vágva
- 2 közepes tojás
- 1 zöldhagyma, apróra vágva
- 1/2 csésze kelkáposzta levél, apróra vágva
- 1 gerezd fokhagyma, összetörve
- 1 zöld chili, apróra vágva
- 4 készre sült paprika
- Csipetnyi cayenne bors
- 1 evőkanál olívaolaj
- 1/2 kanna víz

UTASÍTÁS:
- Melegítse elő a sütőt 360 F-ra.
- Egy kis tűzálló serpenyőben felforrósítjuk az olajat. Adjuk hozzá a zöldhagymát, és főzzük 4-5 percig, amíg megpuhul.
- Keverjük hozzá a fokhagymát és a chilit, és főzzük még pár percig.
- Adjunk hozzá 1/2 csésze vizet. Jól fűszerezzük, és beleforgatjuk a készre sült paprikát és a sonkát. Forraljuk fel, és főzzük 10 percig.
- Adjuk hozzá a kelkáposztát, kevergetve fonnyadni.
- Egy kis tálban felverjük a tojásokat egy csipetnyi cayenne-nel, és a többi hozzávalóval együtt a serpenyőbe öntjük.
- Helyezze át a serpenyőt a sütőbe, és süsse 10 percig.
- Forrón tálaljuk.

TÁPLÁLKOZÁS: Kalória 251| Összes zsír 15,74g | Nettó szénhidrát: 3,8 g | Fehérje 22g | Rost: 0,8g)

30.Paprika és sonka omlett

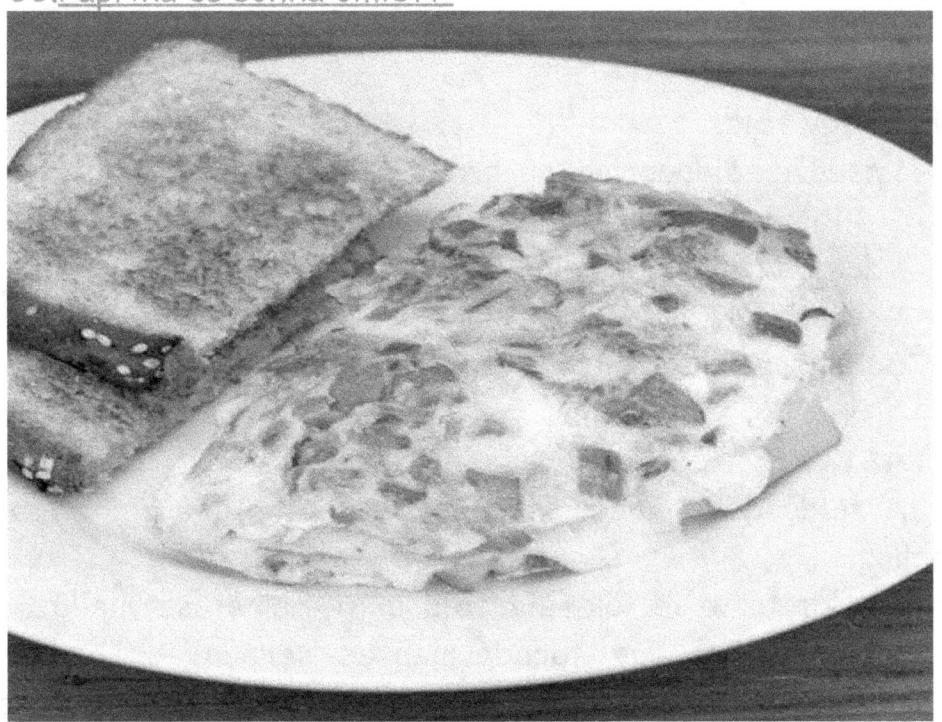

Teljes idő: 30 PERC| Tálalás: 2

ÖSSZETEVŐK:

- 4 nagy tojás
- 1 csésze zöldpaprika, apróra vágva
- 1/4 lb sonka, főzve és kockára vágva
- 1 zöldhagyma, felkockázva
- 1 teáskanál kókuszolaj
- Só és frissen őrölt bors ízlés szerint

UTASÍTÁS:

- A zöldségeket megmossuk és feldaraboljuk. Félretesz, mellőz.
- Egy kis tálba verjük fel a tojásokat. Félretesz, mellőz.
- Melegíts fel egy tapadásmentes serpenyőt közepes lángon, és adj hozzá kókuszolajat. A felvert tojás felét a serpenyőbe öntjük.
- Amikor a tojás részben megdermedt, a zöldségek és a sonka felét adjuk az omlett feléhez, és főzzük tovább, amíg a tojás majdnem teljesen megszilárdul.
- Hajtsa rá az üres felét a sonka és a zöldségek tetejére egy spatula segítségével.
- Főzzük még 2 percig, majd tálaljuk.
- Forrón tálaljuk.

TÁPLÁLKOZÁS: Kalória 225,76 | Összes zsír 12g | Nettó szénhidrát: 6,8 g | Fehérje 21,88g | Rost: 1,4g)

31.Chia lisztes palacsinta

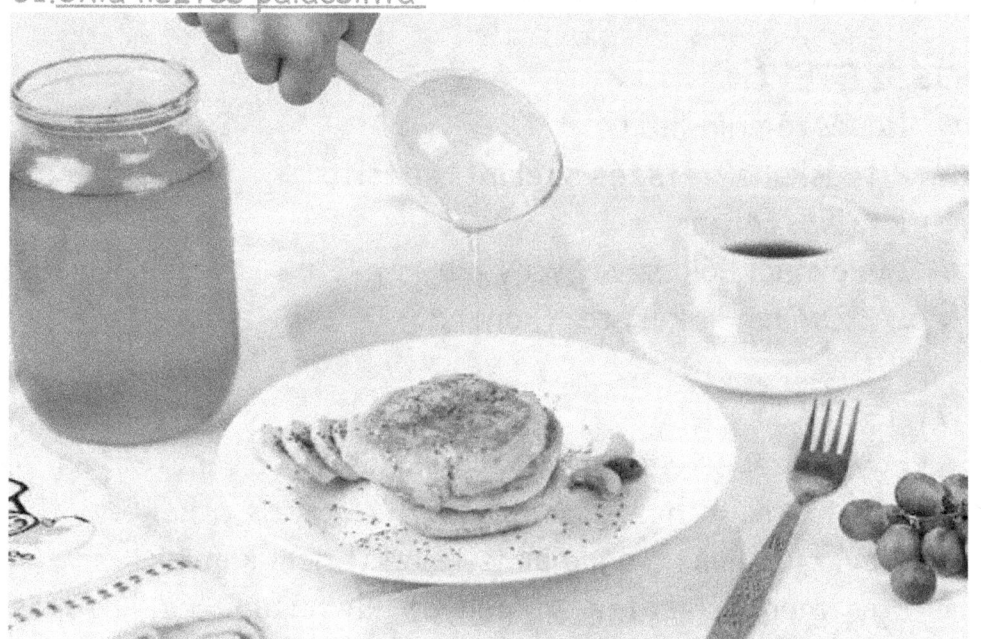

Teljes idő: 25 PERC| Tálalás: 6

ÖSSZETEVŐK:

- 1 csésze chia liszt
- 2 teáskanál tetszés szerinti édesítő
- 1 tojás, felvert
- 1 evőkanál kókuszvaj vagy olaj
- 1/2 csésze kókusztej (konzerv)

UTASÍTÁS:

- Egy közepes tálban keverjük össze a lisztet és az édesítőt. Adjuk hozzá a tojást, a tejet és a kókuszvajat. Jól keverjük össze, amíg sima tésztát nem kapunk.
- Egy tapadásmentes serpenyőt kivajazunk és közepes-magas lángon melegítjük. Egy púpozott evőkanál tésztát cseppentsünk a forró felületre.
- Amikor buborékok keletkeznek a pogácsák felületén, lapát segítségével fordítsa meg őket, majd süsse oldalanként körülbelül 2 percig.
- Forrón tálaljuk.

TÁPLÁLKOZÁS: Kalória 59 | Összes zsír 3,5g | Nettó szénhidrát: 4,65 g | Fehérje 2,46g | Rost: 1,78g)

32.Chocó Mocha Chia zabkása

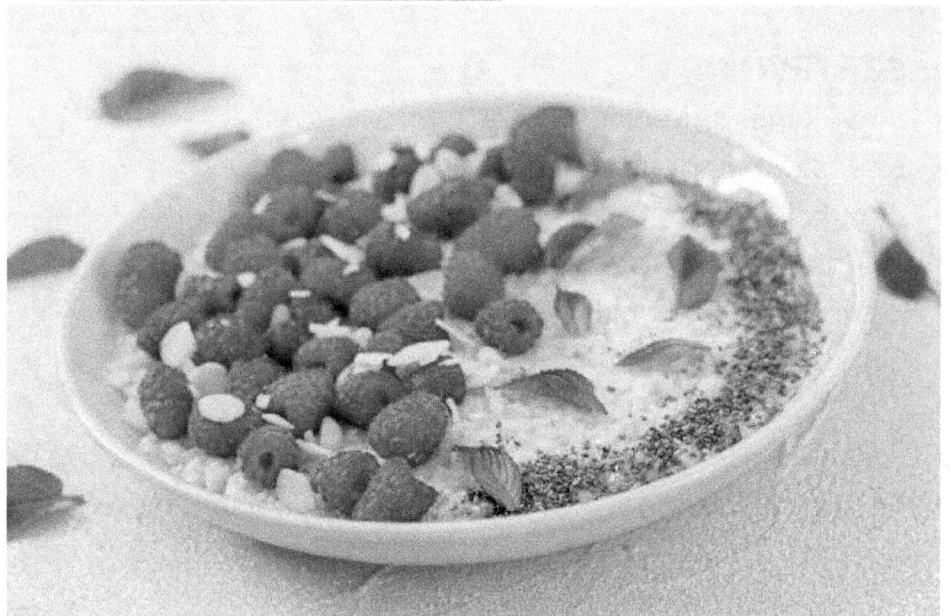

Teljes idő: 35 PERC| Tálalás: 6

ÖSSZETEVŐK:

- 3 evőkanál chia mag
- 1 csésze mandulatej, cukrozatlan
- 2 tk kakaópor
- 1/4 csésze málna, frissen vagy fagyasztva
- 2 evőkanál őrölt mandula
- Ön által választott édesítőszer
-

UTASÍTÁS:

- Keverjük össze és keverjük össze a mandulatejet és a kakaóport.
- Adjuk hozzá a chia magot a keverékhez.
- Villával jól összekeverjük.
- Helyezze a keveréket a hűtőszekrénybe 30 percre.
- Tálaljuk málnával és őrölt mandulával a tetején (elhagyható)

TÁPLÁLKOZÁS: Kalória 150,15 | Összes zsír 9,62g | Nettó szénhidrát: 15,2g | Fehérje 5,47g | Rost: 11,28g)

33.Kávé Lenmag álom reggeli

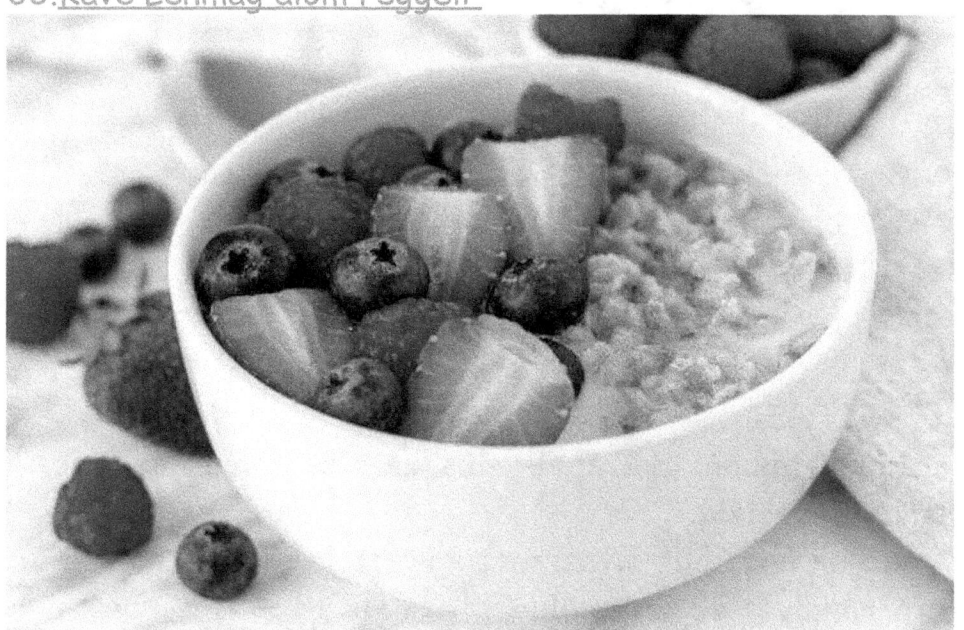

Teljes idő: 10 PERC| Tálalás: 1

ÖSSZETEVŐK:

- 3 evőkanál lenmag, őrölt
- 2 1/2 evőkanál kókuszreszelék, cukrozatlan
- 1/2 csésze erős feketekávé, cukrozatlan
- Ízlés szerint választott édesítőszer
- 1/2 csésze víz (elhagyható)
-

UTASÍTÁS:

- Egy tálban keverjük össze a lenmagot és a kókuszreszeléket.
- Adjuk hozzá az olvasztott kókuszolajat, majd öntsük rá a forró kávét és keverjük össze.
- Ha túl sűrű, adjunk hozzá egy kevés vizet.
- A végén ízlés szerint adjuk hozzá a választott édesítőszert.

TÁPLÁLKOZÁS: Kalória 246,43 | Összes zsír 22,1g | Nettó szénhidrát: 1,52 g | Fehérje 1,48g | Rost: 0,9g)

34.Crimini gomba főtt tojással reggeli

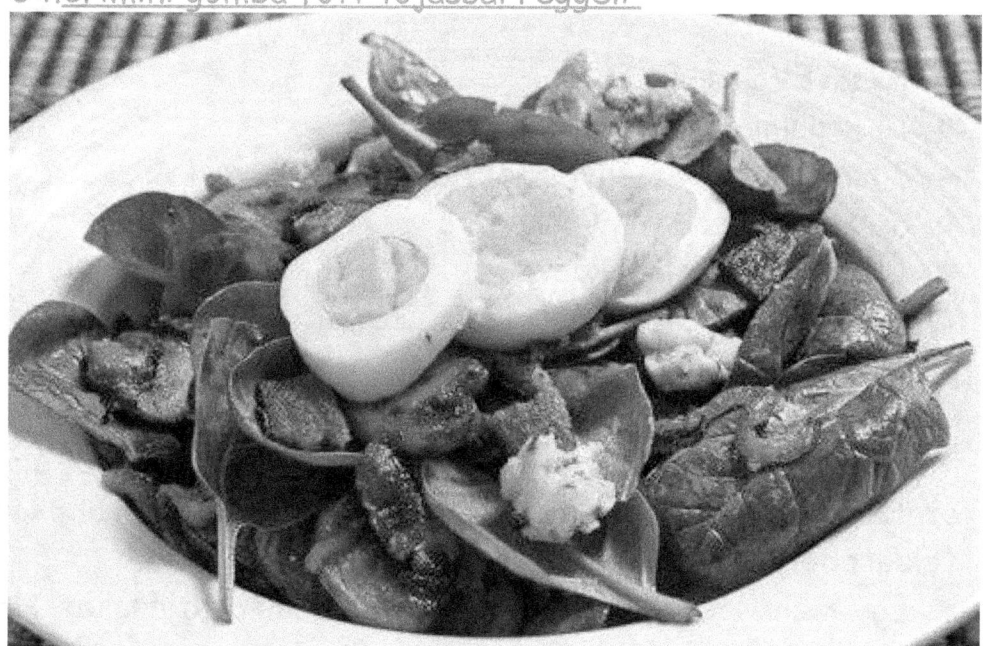

Teljes idő: 25 PERC| Tálalás: 6

ÖSSZETEVŐK:

- 14 krimini gomba, apróra vágva
- 8 nagy tojás keményre főzve, apróra vágva
- 6 szelet bacon vagy pancetta
- 1 újhagyma, felkockázva
- Só és őrölt fekete bors ízlés szerint

UTASÍTÁS:

- Egy serpenyőben szalonnát sütünk. Foglaljon le egy szalonnazsírt a serpenyőbe. A szalonnadarabokat feldaraboljuk és félretesszük.
- Egy mély serpenyőben keményre főzzük a tojásokat. Ha kész, mossuk meg, tisztítsuk meg, pucoljuk meg és vágjuk falatnyi darabokra.
- Egy serpenyőben, közepes lángon megpirítjuk az újhagymát a maradék szalonnazsírral.
- Adjuk hozzá a Crimini gombát, és pirítsuk még 5-6 percig.
- A tojást, a bacont összekeverjük, és együtt főzzük. Sózzuk és őrölt fekete borsozzuk ízlés szerint.
- Szolgál.

TÁPLÁLKOZÁS: Kalória 176,15 | Összes zsír 13,38g | Nettó szénhidrát: 2,43 g | Fehérje 11,32g | Rost: 1,5g)

35. Tojásfehérje és spenótos omlett

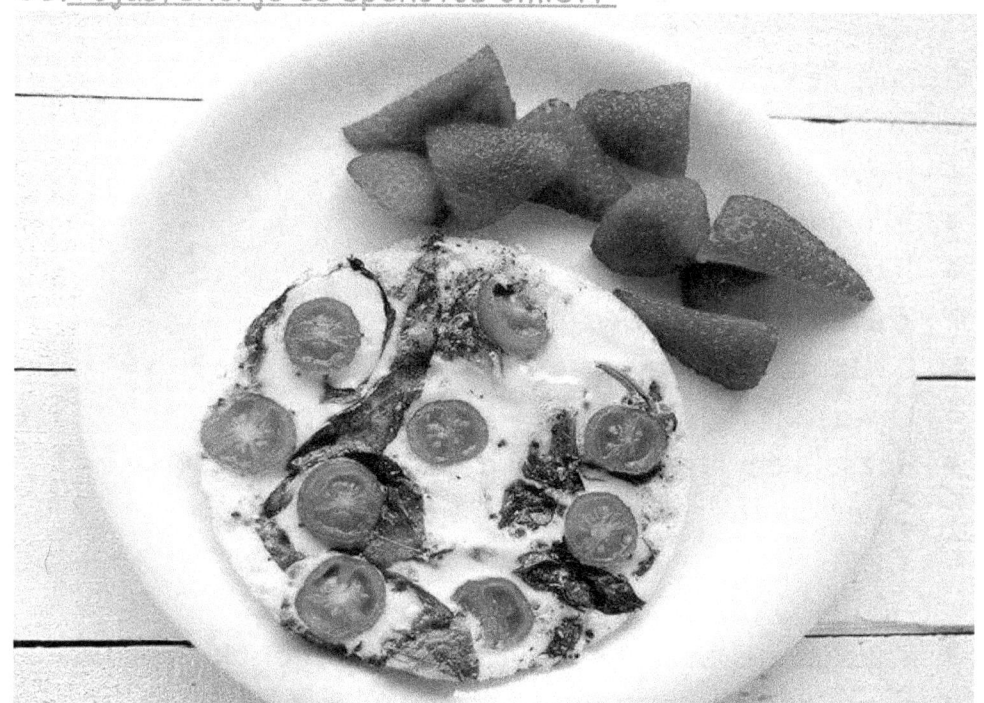

Teljes idő: 25 PERC| Tálalás: 2

ÖSSZETEVŐK:

- 5 tojás fehérje
- 2 evőkanál mandulatej
- 1 cukkini, felaprítva
- 1 csésze friss spenótlevél
- 2 evőkanál újhagyma, apróra vágva
- 2 gerezd fokhagyma
- Olívaolaj
- Bazsalikom levelek, frissen, apróra vágva
- Só és őrölt fekete bors ízlés szerint

UTASÍTÁS:

- A zöldségeket megmossuk és feldaraboljuk
- Egy tálban verjük fel a tojásfehérjét és a mandulatejet.
- Olívaolajjal kikent serpenyőben főzzük meg a zöldségeket (spenót, cukkini és újhagyma) egy-két percig.
- Tegye az oldalára a zöldségeket, ismét kenje meg a serpenyőt olívaolajjal és öntse rá a tojást. Addig főzzük, amíg a tojás megszilárdul. Adja hozzá a zöldségeket az egyik oldalához, és süsse még két percig. Sózzuk és borsozzuk ízlés szerint.
- Bazsalikom levelekkel díszítjük és tálaljuk.

TÁPLÁLKOZÁS: Kalória 70,8 | Összes zsír 1,56g | Nettó szénhidrát: 5,78g | Fehérje 11,08g | Rost: 1,58g)

NAGYOK ÉS ELŐÉTELEK

36. Pancetta és tojás

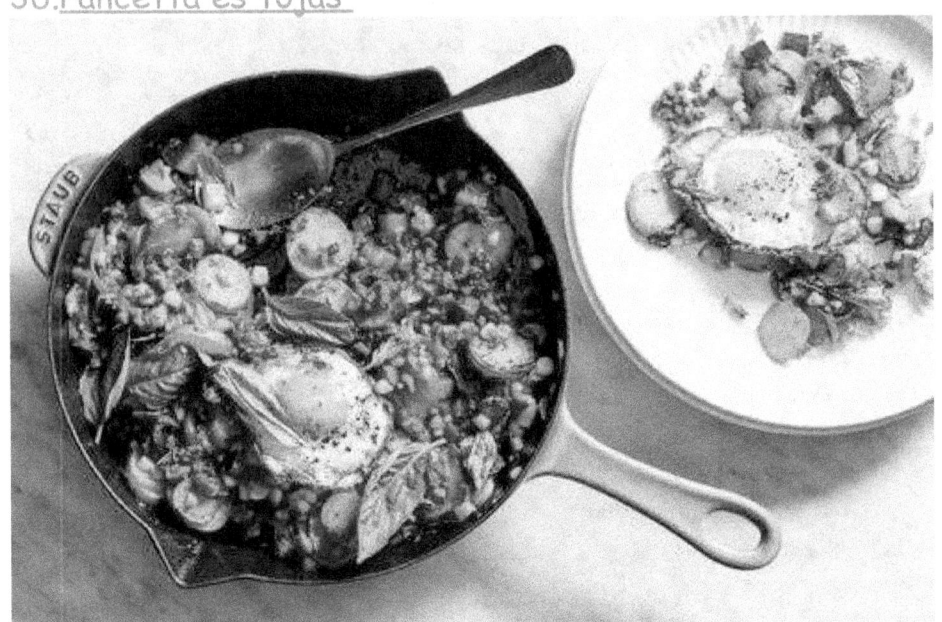

Teljes idő: 25 PERC| Tálalás: 4

ÖSSZETEVŐK:

- 4 nagy szelet pancetta
- 2 tojás, szabadtartású
- 1 csésze ghí, megpuhítva
- 2 evőkanál majonéz
- Só és frissen őrölt fekete bors ízlés szerint
- Kókuszolaj sütéshez

UTASÍTÁS:

- Kiolajozott tapadásmentes serpenyőben süssük meg a Pancettát mindkét oldaláról 1-2 percig. Levesszük a tűzről és félretesszük.
- Közben megfőzzük a tojásokat. A tojás keményre főzéséhez körülbelül 10 percre van szüksége. Ha kész, a tojásokat hideg vízzel jól megmossuk, a héjukat lehúzzuk.
- Tegye a ghit egy mély tálba, és adja hozzá a felnegyedelt tojásokat. Villával jól pépesítjük. Ízlés szerint sózzuk és borsozzuk; adjunk hozzá majonézt és keverjük össze. Ha akarod, beleöntheted a pancetta zsírt. Keverjük össze és jól keverjük össze. Helyezze a tálat a hűtőbe legalább egy órára.
- Vegye ki a tojásos keveréket a hűtőből, és készítsen belőle 4 egyforma golyót.
- A pancettát apró darabokra morzsoljuk. Minden golyót forgassunk a Pancetta morzsába, és tegyük egy nagy tálra.
- Távolítsa el a tojás- és Pancetta-bombákat a hűtőszekrénybe további 30 percre. Hidegen tálaljuk.

TÁPLÁLKOZÁS: Kalória 238 | Összes zsír 22g | Nettó szénhidrát: 0,5 g | fehérje 7,5 g)

37. Zero-Belly Margherita Pizza

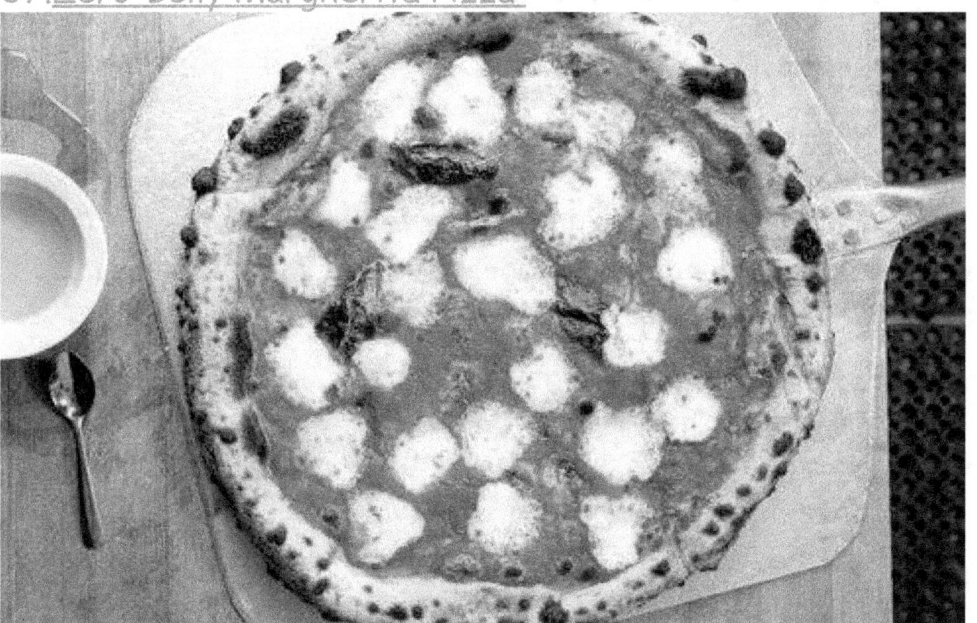

Teljes idő: 20 PERC| Tálalás: 2

ÖSSZETEVŐK:
A KÉGRE:
- 2 bio tojás
- 2 evőkanál parmezán sajt, reszelve
- 1 evőkanál psyllium héjpor
- 1 tk olasz fűszer
- ½ teáskanál só
- 2 teáskanál ghí

A FELTÉTELEKHEZ:
- 5 bazsalikom levél durvára vágva
- 2 oz. mozzarella sajt, szeletelve
- 3 evőkanál teljesen natúr paradicsomszósz

UTASÍTÁS:
- Tegye a tészta hozzávalóit egy konyhai robotgépbe, és addig pörgesse, amíg jól össze nem áll.
- Öntse a keveréket egy forró, tapadásmentes serpenyőbe, és döntse meg, hogy a tészta szétterüljön.
- Addig főzzük, amíg a szélei megbarnulnak. Fordítsuk át a másik oldalára, és süssük további 45 másodpercig. Levesszük a tűzről.
- A tészta tetejére kenjük a paradicsomszószt, a tetejére adjuk a mozzarellát és a bazsalikomleveleket, majd a broilerbe tesszük, hogy a sajt megolvadjon 2 percre.
- Szolgál.

TÁPLÁLKOZÁS: Kalória 459 | Összes zsír 35g | Nettó szénhidrát: 3,5 g | fehérje 27g)

38.Könnyű, borsós, sajtos pizza

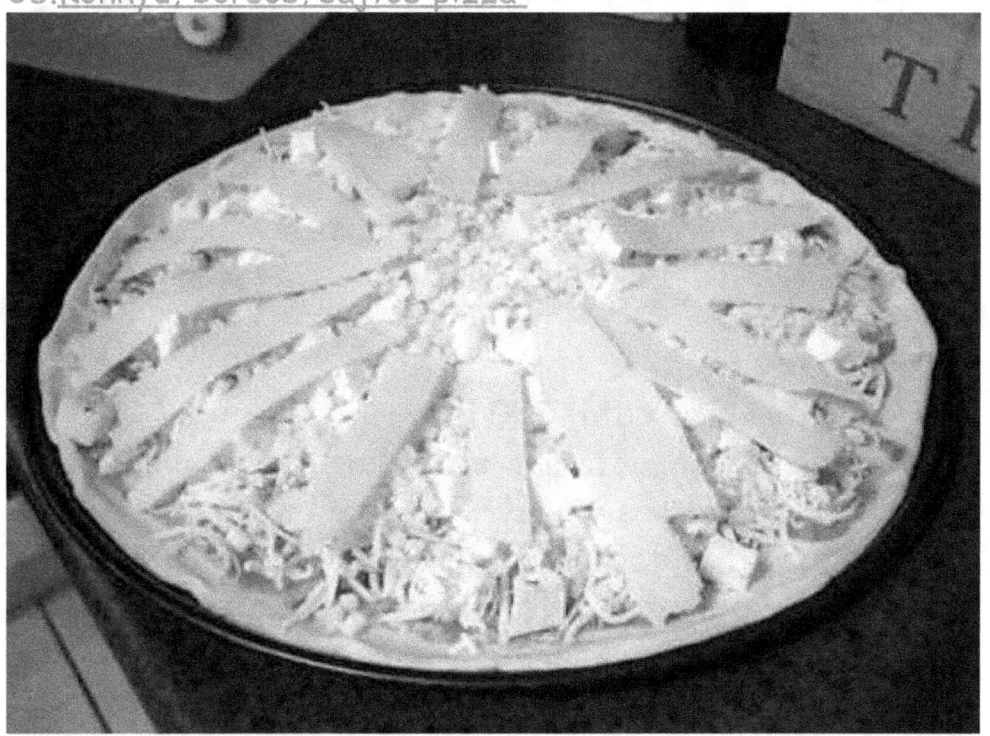

Teljes idő: 35 PERC| Tálalás: 3

ÖSSZETEVŐK:

- 2 egész tojás
- 1 csésze cheddar sajt, reszelve
- 1 evőkanál psyllium héj
- 3 evőkanál pesto szósz

UTASÍTÁS:

- Melegítse elő a sütőt 350 F-ra.
- Keverje össze a tojást és a sajtot a psyllium héjjal együtt egy tálban, és jól keverje össze.
- A masszát sütőpapírra helyezzük, és elég vékonyra elosztjuk. Betesszük a sütőbe 15-20 percre sütni. Ne felejtsd el figyelni, mert a vastagsághoz képest hamar megbarnul és ropogós lesz, ne legyen túl vékony.
- Ha megsült, vegyük ki a sütőből, és tegyünk az alapra bármit, amit szeretnénk, például pesto szószt vagy paradicsomszószt.
- Tedd meg kedvenc pizzafeltéteddel, például szalonnaszeletekkel, pepperoni csirkével, friss paradicsommal és friss bazsalikommal.

TÁPLÁLKOZÁS: Kalória 335 | Összes zsír 27g | Nettó szénhidrát: 3,2g | fehérje 18g)

39.Zero-Belly Trio Queso Quesadilla

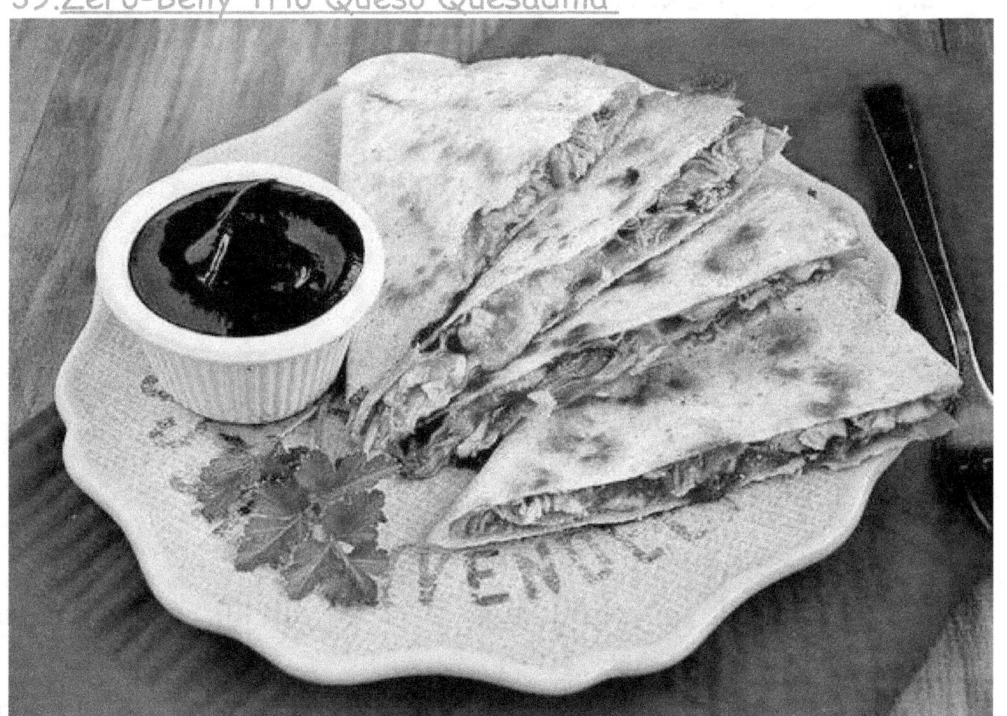

Teljes idő: 20 PERC| Tálalás: 1

ÖSSZETEVŐK:

- ¼ csésze paprika sajt, aprítva
- ¼ csésze éles cheddar sajt, aprítva
- 1 csésze mozzarella sajt, sajt
- 2 evőkanál kókuszliszt
- 1 bio tojás
- ½ teáskanál fokhagyma por
- 1 evőkanál mandulatej, cukrozatlan

UTASÍTÁS:

- Állítsa be a sütőt 350 F-ra.
- A mozzarellát mikrohullámú sütőben sütjük, amíg el nem kezd olvadni.
- Hagyja kihűlni a mozzarellát, mielőtt hozzáadja a kókuszlisztet, a tojást, a fokhagymaport és a tejet.
- Jól keverjük össze, amíg tésztaszerű állagot nem kapunk.
- A tésztát két sütőpapír közé helyezzük, és laposra nyújtjuk.
- Távolítsuk el a felső sütőpapírt, tegyük át a tésztát egy tepsibe, és tegyük a sütőbe 10 percre.
- Vegyük ki a sütőből, és hagyjuk hűlni néhány percig, mielőtt az elkészített tortilla felét megkenjük a sajtokkal.
- Hajtsa félbe, és tegye vissza a sütőbe 5 percre, vagy amíg a sajt megolvad.

TÁPLÁLKOZÁS: Kalória 977 | Összes zsír 73g | Nettó szénhidrát: 12g | fehérje 63g)

40. Szalonna és sajtolvadás

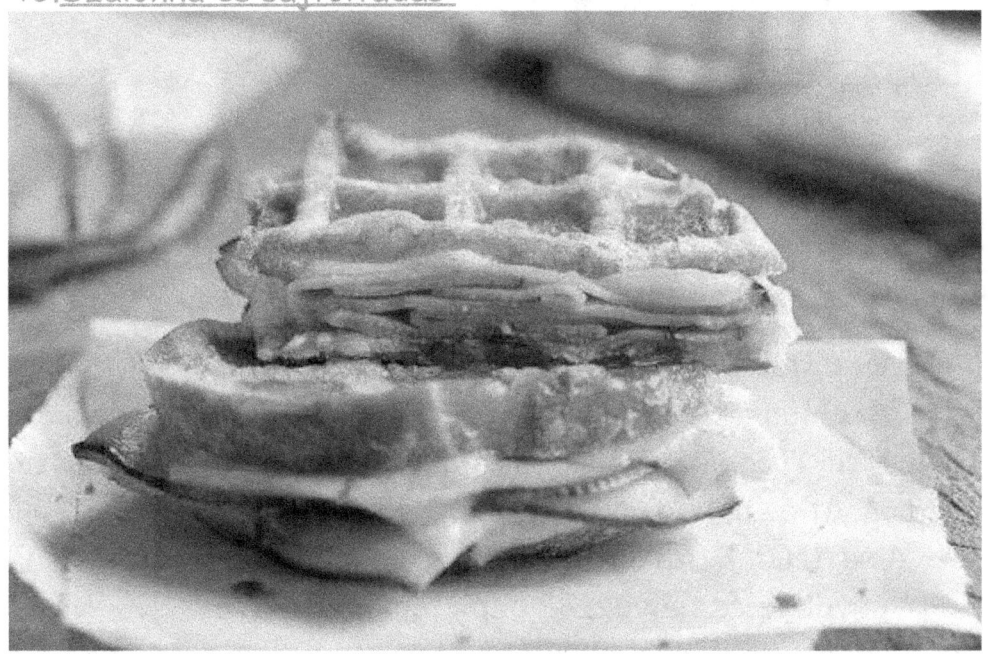

Teljes idő: 15 PERC| Tálalás: 2

ÖSSZETEVŐK:

- 8 db fűzős mozzarella sajtrúd
- 8 csík szalonna
- Olívaolaj a sütéshez

UTASÍTÁS:

- Melegítse elő olajsütőjét 350 F-ra.
- Tekerjünk be egy sajtrudat egy csík szalonnával, és rögzítsük fogpiszkálóval. Addig ismételje, amíg az összes szalonnát és sajtot fel nem használta.
- A sajtrudakat a sütőben 3 percig mélyre sütjük.
- Vegyük ki és helyezzük papírtörlő tetejére.
- Oldalán zöld leveles salátával tálaljuk.

TÁPLÁLKOZÁS: Kalória 590 | Összes zsír 50g | Nettó szénhidrát: 0g | fehérje 34g)

41. BLT tekercs

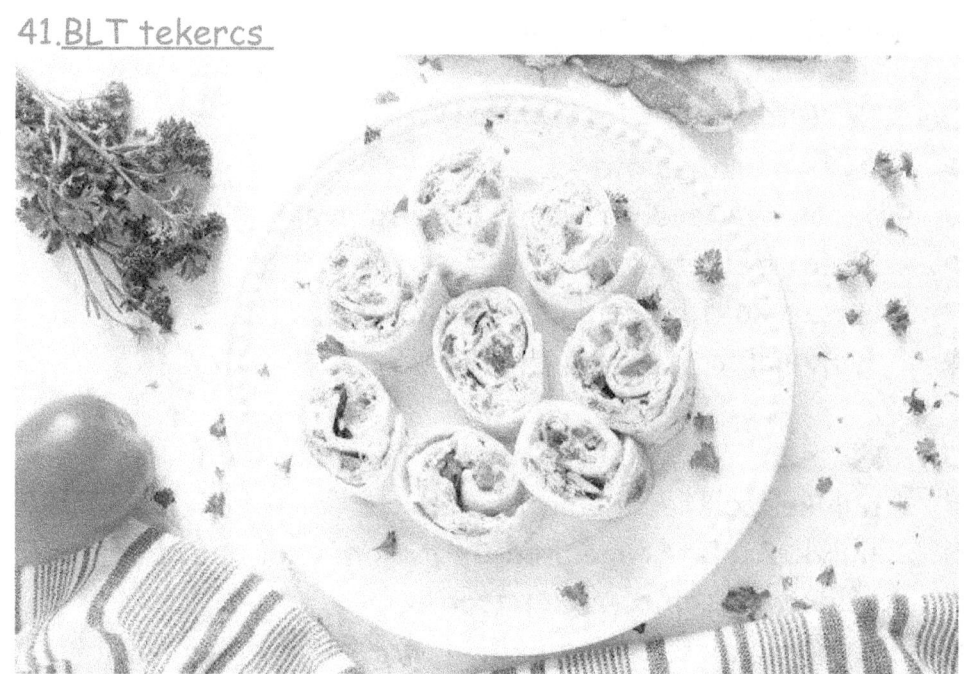

Teljes idő: 10 PERC| Tálalás: 1

ÖSSZETEVŐK:

- 4 levél, római saláta
- 4 bacon csík, megfőzve és összetörve
- 4 szelet deli pulyka
- 1 csésze koktélparadicsom félbe vágva
- 2 evőkanál majonéz

UTASÍTÁS:

- A pulykaszeletet a salátalevelekre fektetjük.
- A pulykaszeletet megkenjük majonézzel, majd rákenjük a koktélparadicsomot és a bacont.
- A salátát feltekerjük, majd fogpiszkálóval rögzítjük.
- Azonnal tálaljuk.

TÁPLÁLKOZÁS: Kalória 382 | Összes zsír 38,5g | Nettó szénhidrát: 11,5 g | Fehérje 4,1g | Rost 6,3g)

42.Portobello pizza

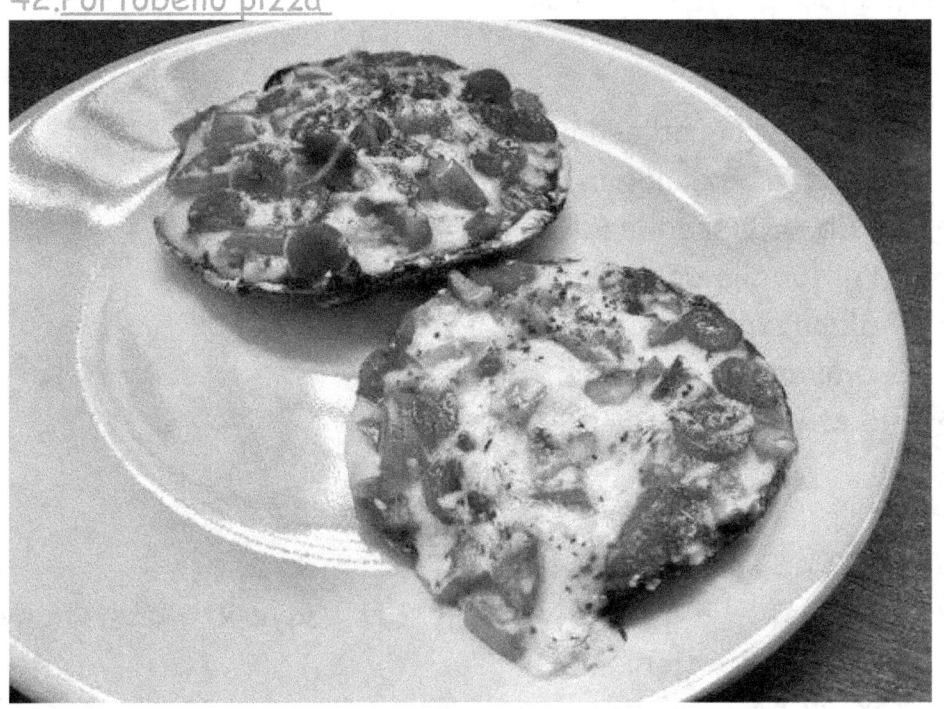

Teljes idő: 25 PERC| Tálalás: 4

ÖSSZETEVŐK:

- 1 közepes paradicsom, szeletelve
- ¼ csésze bazsalikom, apróra vágva
- 20 db pepperoni szelet
- 4 Portobello gomba sapka
- 4 dl mozzarella sajt
- 6 evőkanál olívaolaj
- Fekete bors
- Só

UTASÍTÁS:

- Távolítsa el a gombák belsejét, és vegye ki a húst, hogy a héja megmaradjon.
- Kenjük be a gombát az olaj felével, és ízesítsük borssal és sóval; 5 percig pirítjuk, majd megfordítjuk és bekenjük a maradék olajjal. További 5 percig sütjük.
- Adja hozzá a paradicsomot a héj belsejéhez, és tegye a tetejére a bazsalikommal, a pepperonival és a sajttal. 4 percig sütjük, amíg a sajt megolvad.
- Melegen tálaljuk.

TÁPLÁLKOZÁS: Kalória 321 | Összes zsír 31g | Nettó szénhidrát: 2,8g | Fehérje 8,5g | rost 1,3g)

43. Bazsalikom és paprika pizza

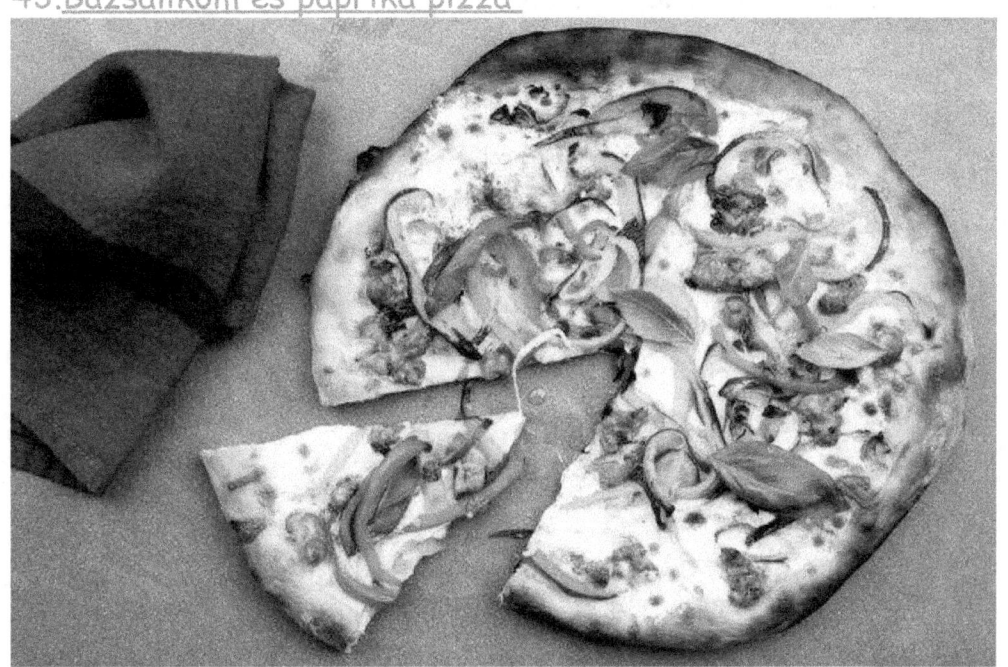

Teljes idő: 30 PERC| Tálalás: 2

ÖSSZETEVŐK:
ALAPHOZ:
- ½ csésze mandulaliszt
- 2 tk krémsajt
- 1 tojás
- ½ teáskanál só
- 6 oz mozzarella sajt
- 2 evőkanál psyllium héj
- 2 evőkanál parmezán sajt
- 1 tk olasz fűszer
- ½ teáskanál fekete bors

FELTÉTELEKHEZ:
- 1 közepes paradicsom, szeletelve
- 2/3 kaliforniai paprika, szeletelve
- 4 oz cheddar sajt, aprítva
- ¼ csésze paradicsomszósz
- 3 evőkanál bazsalikom, apróra vágva

UTASÍTÁS:
- Melegítse elő a sütőt 400 F-ra. Helyezze a mozzarellát egy mikrohullámú sütőben használható edénybe, és időnként megkeverve olvaszd 1 percig.
- Adjuk hozzá a krémsajtot az olvasztott mozzarellához, és keverjük össze.
- Az alaphoz egy tálban összekeverjük a száraz hozzávalókat, hozzáadjuk a tojást és összedolgozzuk. Adjuk hozzá a sajtkeveréket, és kézzel dolgozzuk össze a tésztát.

- A tésztát kör alakúra formázzuk, 10 percig sütjük, majd kivesszük a sütőből. A tetejére paradicsomszósz, paradicsom, bazsalikom, kaliforniai paprika és cheddar sajt kerül.
- Tegyük vissza a sütőbe, és süssük további 10 percig.
- Melegen tálaljuk.

TÁPLÁLKOZÁS: Kalória 410 | Összes zsír 31,3g | Nettó szénhidrát: 5,3 g | Fehérje 24,8g | Rost 5,8g)

BAROMFI

44. Csirkés pite

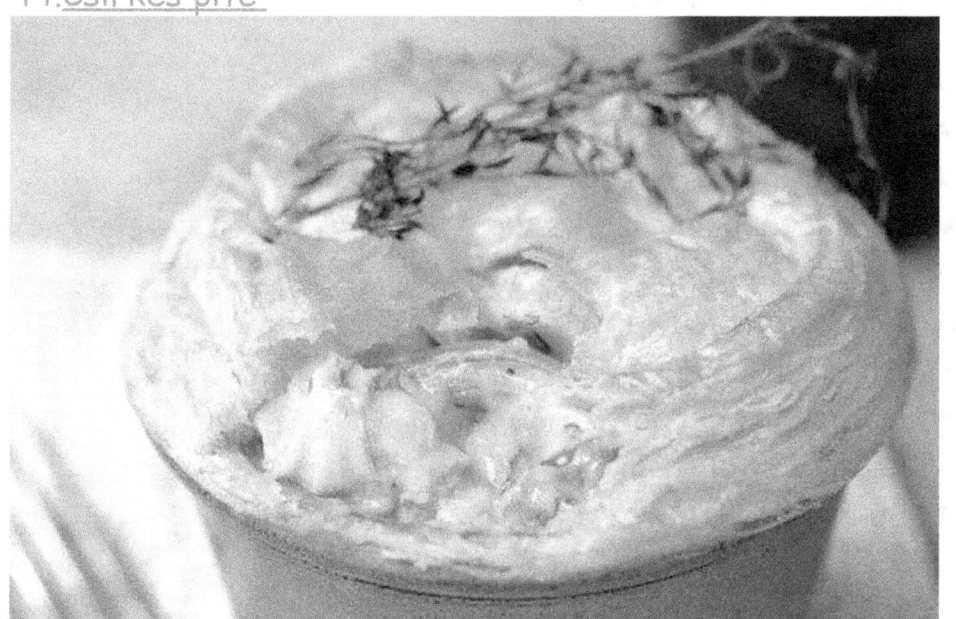

Teljes idő: 30 PERC| Tálalás: 5

ÖSSZETEVŐK:
- ½ lb. kicsontozott csirkecomb apróra vágva
- 3,5 oz bacon, apróra vágva
- 1 sárgarépa, apróra vágva
- ¼ csésze petrezselyem, apróra vágva
- 1 csésze nehéz tejszín
- 2 hagyma póréhagyma, apróra vágva
- 1 csésze fehérbor
- 1 evőkanál olívaolaj
- Só és bors ízlés szerint

A KÉGÉRT
- 1 csésze manduladara
- 2 evőkanál víz
- 1 evőkanál stevia
- 1½ evőkanál vaj
- ½ teáskanál só

UTASÍTÁS:
- Először készítse elő a héjat az összes hozzávaló összekeverésével. Félretesz, mellőz.
- Az olívaolajat egy serpenyőben közepesen erős tűzön felhevítjük. Dobd bele az apróra vágott póréhagymát és keverd össze. Tegyük át egy tányérra.
- Beledobjuk a csirkehúst és a szalonnát, és barnára sütjük, majd hozzáadjuk a póréhagymát.
- Adjuk hozzá a sárgarépát és öntsük fel a fehérborral, majd mérsékeljük a hőt közepesre.
- Hozzáadjuk a petrezselymet, és jól elkeverjük a tejszínt. Tegyük át egy tepsibe.

- Fedjük le az elkészített tésztalappal, és tegyük a sütőbe, hogy addig sütjük, amíg a tészta aranybarna és ropogós nem lesz.
- Tálalás előtt 20 percig pihentetjük.

TÁPLÁLKOZÁS: Kalória 396| Összes zsír 33g | Nettó szénhidrát: 6,5 g | Fehérje 12,1g | Rost: 2,5 g)

45. Klasszikus Parmigiana csirke

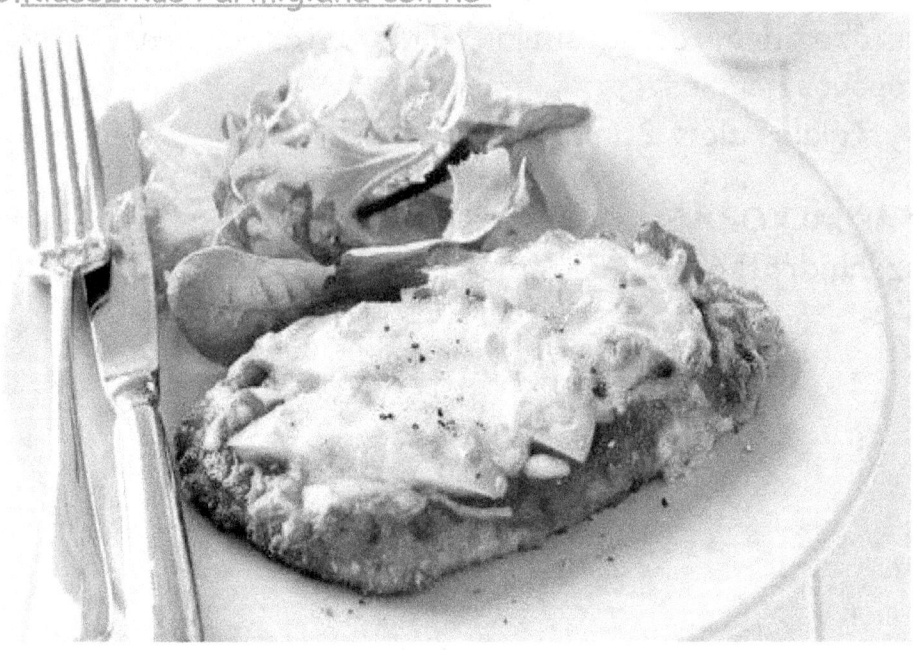

Teljes idő: 50 PERC| Tálalás: 2

ÖSSZETEVŐK:
- 2 db kicsontozott csirkecomb
- 8 csík bacon, apróra vágva
- ½ csésze parmezán sajt, reszelve
- ½ csésze mozzarella sajt, reszelve
- 1 bio tojás
- 1 kockára vágott paradicsomkonzerv

UTASÍTÁS:
- Állítsa be a sütőt 450 F-ra.
- A csirkét megpuhítjuk és félretesszük.
- Helyezze a parmezán sajtot egy tányérra.
- A tojást felütjük egy tálba és felverjük. És mártsuk bele a csirkét.
- Tegyük a tányérra sajttal, és vonjuk be a csirkét parmezánnal.
- A tepsit kikenjük vajjal, ráhelyezzük a csirkecombokat, és a sütőben 30-40 percig sütjük.
- Amíg a csirke megsülésére várunk, főzzük meg a szalonnát.
- Öntsük a paradicsomot a szalonnával és keverjük össze. Csökkentse a hőt alacsonyra, és hagyja párolni és csökkenteni.
- Ha kész, vegyük ki a csirkét a sütőből, és öntsük rá a paradicsomszószt.
- A tetejére szórjuk a mozzarellát, és visszatesszük a sütőbe, hogy a sajt megolvadjon.
- Forrón tálaljuk.

TÁPLÁLKOZÁS: Kalória 826 | Összes zsír 50,3g | Nettó szénhidrát: 6,2 g | Fehérje 83,2g | Rost: 1,2g)

46. Pulykacomb sült

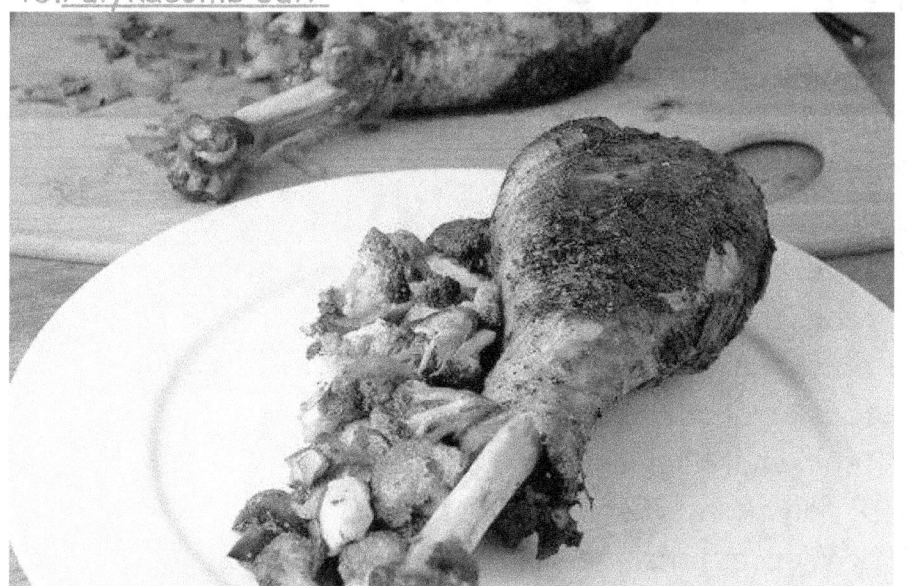

Teljes idő: 1 ÓRA 20 PERC| Tálalás: 4

ÖSSZETEVŐK:
- 2 db pulykacomb
- 2 evőkanál ghí

A DÖRZSÉRE:
- $\frac{1}{4}$ teáskanál cayenne
- $\frac{1}{2}$ teáskanál kakukkfű, szárítva
- $\frac{1}{2}$ teáskanál ancho chili por
- $\frac{1}{2}$ teáskanál fokhagyma por
- $\frac{1}{2}$ teáskanál hagymapor
- 1 tk folyékony füst
- 1 tk Worcestershire
- Só és bors ízlés szerint

UTASÍTÁS:
- Állítsa be a sütőt 350 F-ra.
- A dörzsöléshez keverje össze az összes hozzávalót egy tálban. Jól felverjük.
- Szárítsa meg a pulykacombokat egy tiszta törülközővel, és alaposan dörzsölje be a fűszerkeverékkel.
- Öntöttvas serpenyőben közepesen erős tűzön felforrósítjuk a ghit, majd mindkét oldalukat 2 percig pirítjuk a pulykacombokat.
- Helyezze a pulykát a sütőbe egy órára sütni.

TÁPLÁLKOZÁS: Kalória 382 | Összes zsír 22,5g | Nettó szénhidrát: 0,8g | Fehérje 44g | Rost: 0,0g)

47.Lassan főtt görög csirke

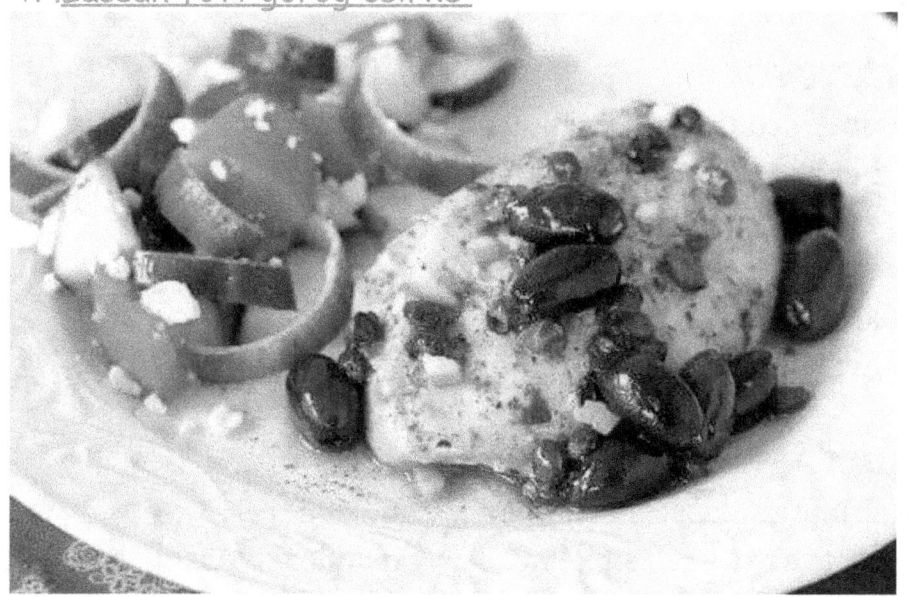

Teljes idő: 7 ÓRA 10 PERC| Tálalás: 4

ÖSSZETEVŐK:

- 4 db kicsontozott csirkecomb
- 3 gerezd fokhagyma, felaprítva
- 3 evőkanál citromlé
- 1 ½ csésze forró víz
- 2 kocka csirkehúsleves
- 3 evőkanál görög dörzsölés

UTASÍTÁS:

- Kenje be a lassú tűzhelyet főzőpermettel
- Fűszerezze a csirkét a görög dörzsöléssel, majd a darált fokhagymával.
- Tegye át a csirkét a lassú tűzhelyre, és szórja meg citromlével a tetejét.
- A csirkekockákat morzsoljuk össze, és tegyük be a lassú tűzhelybe. Öntsük fel a vizet és keverjük össze.
- Fedjük le és főzzük alacsony lángon 6-7 órán keresztül.

TÁPLÁLKOZÁS: Kalória 140 | Összes zsír 5,7g | Nettó szénhidrát: 2,2g | fehérje 18,6 g)

48. Sült szalonnába csomagolt csirke

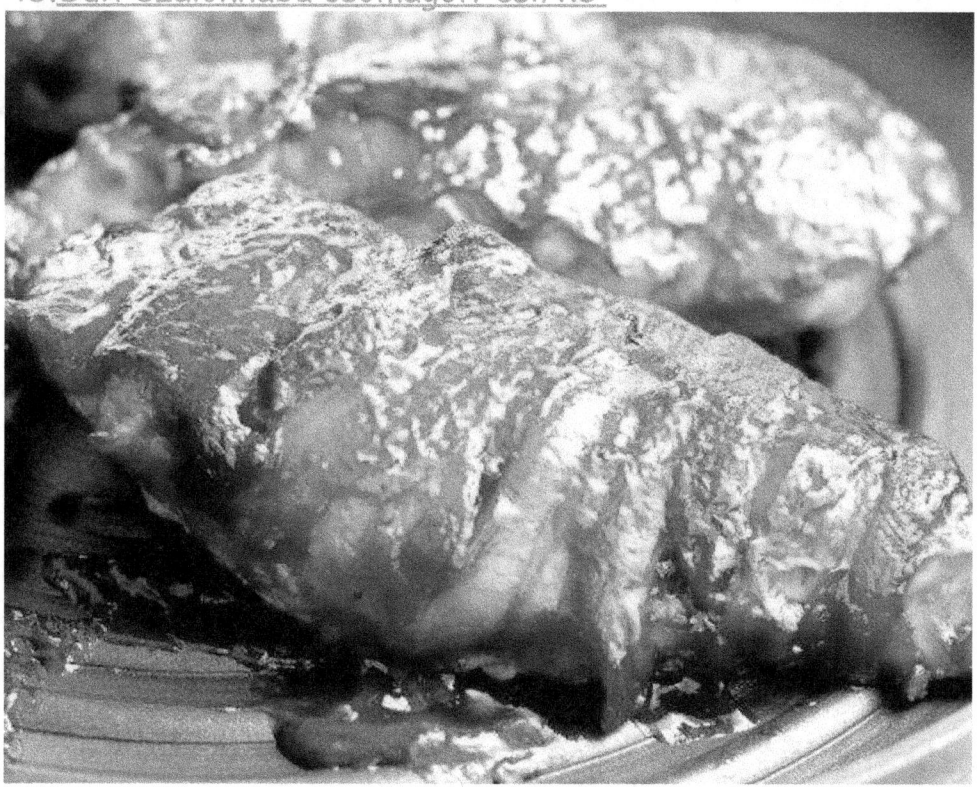

Teljes idő: 1 ÓRA 25 PERC| Tálalás: 6

ÖSSZETEVŐK:
- 1 egész öltözött csirke
- 10 csík szalonna
- 3 szál friss kakukkfű
- 2 darab lime
- Só és bors ízlés szerint

UTASÍTÁS:
- Állítsa be a sütőt 500 F-ra.
- Alaposan öblítse le a csirkét, és töltse meg a lime- és kakukkfű ágakkal.
- A csirkét sózzuk, borsozzuk, majd a csirkét a szalonnával körbetekerjük.
- Ízesítsük újra sóval és borssal, majd tegyük egy tepsire egy tepsi tetejére (ügyeljünk arra, hogy felfogja a levét), és tegyük be a sütőbe 15 percre sülni.
- Csökkentse a hőmérsékletet 350 F-ra, majd süsse további 45 percig.
- Vegyük ki a csirkét a sütőből, fedjük le alufóliával és tegyük félre 15 percre.
- Vegye ki a levet a tálcáról, és tegye egy serpenyőbe. Forrald fel nagy lángon, és merítési turmix segítségével keverd össze a léből az összes "jó anyagot".
- A csirkét a szósszal az oldalára tálaljuk.

TÁPLÁLKOZÁS: Kalória 375 | Összes zsír 29,8g | Nettó szénhidrát: 2,4 g | Fehérje 24,5g | Rost: 0,9g)

49.Ropogós currys csirke

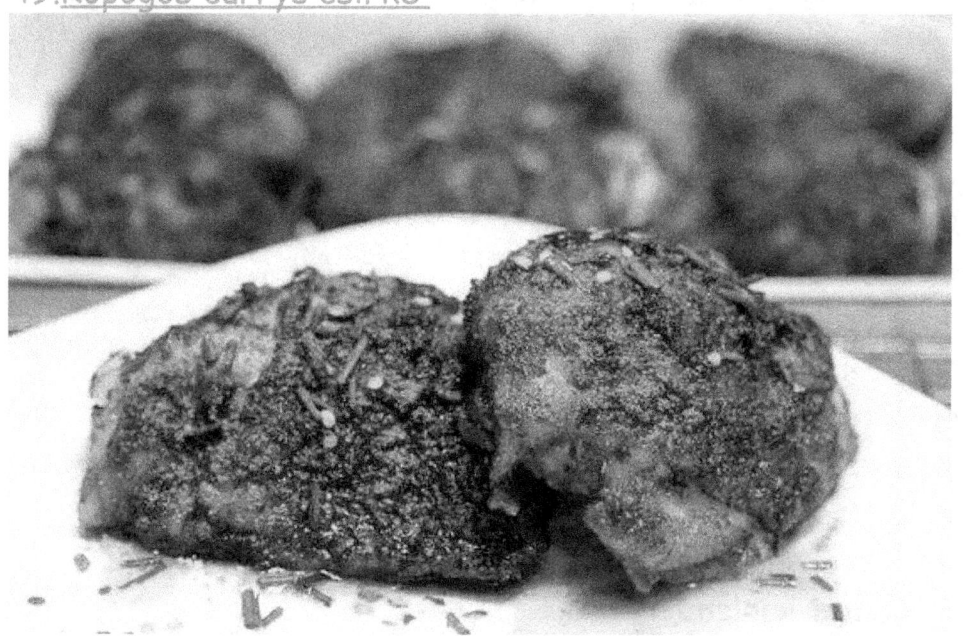

Teljes idő: 60 PERC| Tálalás: 4

ÖSSZETEVŐK:

- 4 db csirkecomb
- ¼ csésze olívaolaj
- 1 tk curry por
- ¼ teáskanál gyömbér
- ½ teáskanál kömény, őrölt
- ½ tk füstölt paprika
- ½ teáskanál fokhagyma por
- ¼ teáskanál cayenne
- ¼ tk szegfűbors
- ¼ evőkanál chili por
- Csipet koriander, őrölt
- Csipet fahéj
- Csipet kardamom
- ½ teáskanál só

UTASÍTÁS:

- Állítsa be a sütőt 425 F-ra.
- Keverje össze az összes fűszert.
- Egy tepsit kibélelünk alufóliával, és ráfektetjük a csirkét.
- A csirkét meglocsoljuk olívaolajjal, bedörzsöljük.
- A tetejére szórjuk a fűszerkeveréket, majd újra bedörzsöljük, ügyelve arra, hogy a csirkét bekenjük a fűszerekkel.
- Betesszük a sütőbe 50 percre sütni.
- Tálalás előtt 5 percig pihentetjük.

TÁPLÁLKOZÁS: Kalória 277 | Összes zsír 19,9 g | Nettó szénhidrát: 0,6 g | fehérje 42,3g)

50.A tökéletes sült csirkeszárny

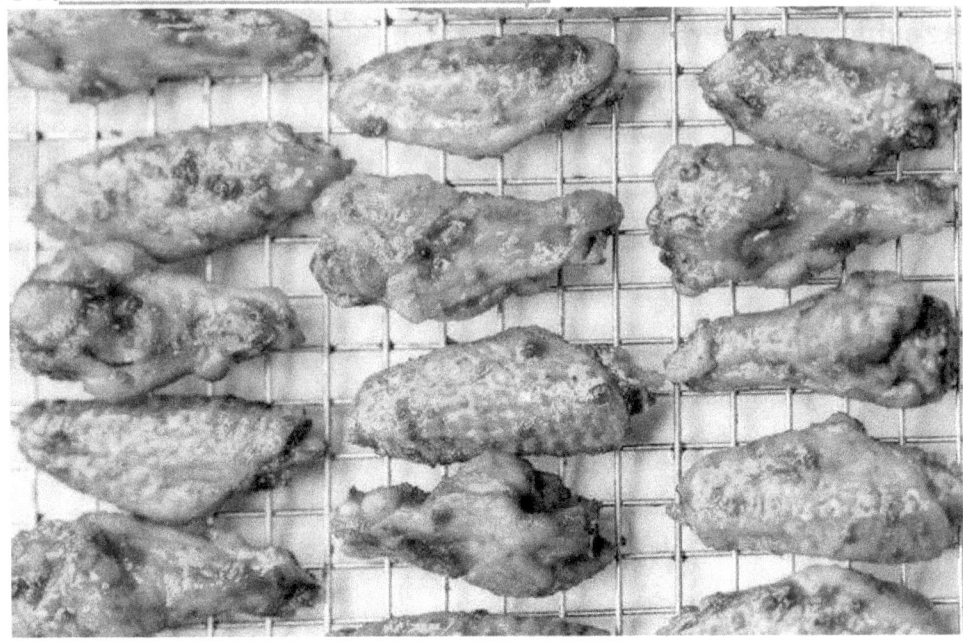

Teljes idő: 40 PERC| Tálalás: 2

ÖSSZETEVŐK:

- 2,5 kg csirkeszárny
- ½ teáskanál szódabikarbóna
- 1 tk sütőpor
- Sózzon két kulcsot
- 4 evőkanál vaj, olvasztott

UTASÍTÁS:

- Tegye az összes hozzávalót (a vaj kivételével) egy Ziploc zacskóba, és rázza fel, ügyelve arra, hogy a szárnyakat bevonja a keverék.
- Egy éjszakára hűtőbe tesszük.
- Ha készen áll a főzésre, állítsa a sütőt 450 F-ra.
- A szárnyakat sütőpapíros tepsire tesszük, és a sütőben 20 percig sütjük.
- Fordítsuk meg a szárnyakat, és süssük további 15 percig.
- Olvasszuk fel a vajat, és csorgassuk rá a szárnyakat.

TÁPLÁLKOZÁS: Kalória 500 | Összes zsír 0,0g | Nettó szénhidrát: 38,8g | Fehérje 44g | rost: 34g)

51.Csirke Kung Pao szószban

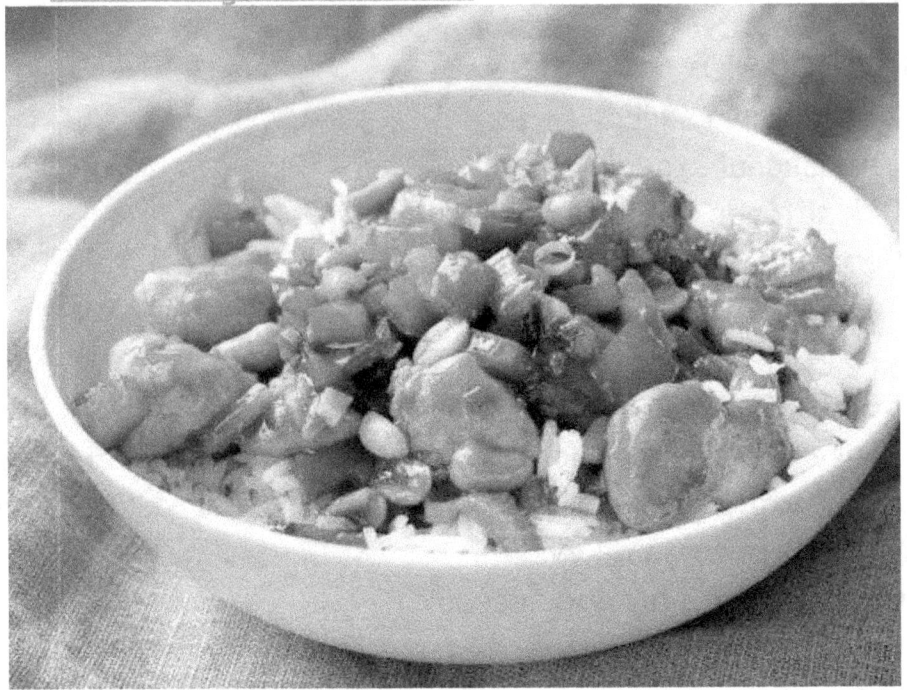

Teljes idő: 25 PERC| Tálalás: 2

ÖSSZETEVŐK:
- 2 kicsontozott csirkecomb kisebb darabokra vágva
- ½ zöldpaprika, apróra vágva
- 2 db újhagyma, vékonyra szeletelve
- ¼ csésze földimogyoró, apróra vágva
- 1 tk gyömbér, lereszelve
- ½ evőkanál piros chili pehely
- Só és bors ízlés szerint

SZÓZSHOZ:
- 2 tk rizsborecet
- 1 evőkanál Zero-Belly ketchup
- 2 evőkanál chilis fokhagyma paszta
- 1 evőkanál alacsony nátriumtartalmú szójaszósz
- 2 tk szezámolaj
- 2 teáskanál folyékony stevia
- ½ teáskanál juharszirup

UTASÍTÁS:
- A csirkemellet sóval, borssal és reszelt gyömbérrel ízesítjük.
- Helyezzen egy öntöttvas serpenyőt a közepesen erős tűzre, és adja hozzá a csirkét, amikor a serpenyő forró. 10 percig főzzük.
- A szósz összes hozzávalóját egy tálban habosra keverjük, amíg a csirke megsül.
- Adjuk hozzá a zöldpaprikát, az újhagymát és a földimogyorót a csirkével együtt, és főzzük további 4-5 percig.

- Adjuk hozzá a szószt a serpenyőbe, keverjük össze és hagyjuk felforrni.

TÁPLÁLKOZÁS: Kalória 362 | Összes zsír 27,4g | Nettó szénhidrát: 3,2g | fehérje 22,3g)

52.Csirke BBQ pizza

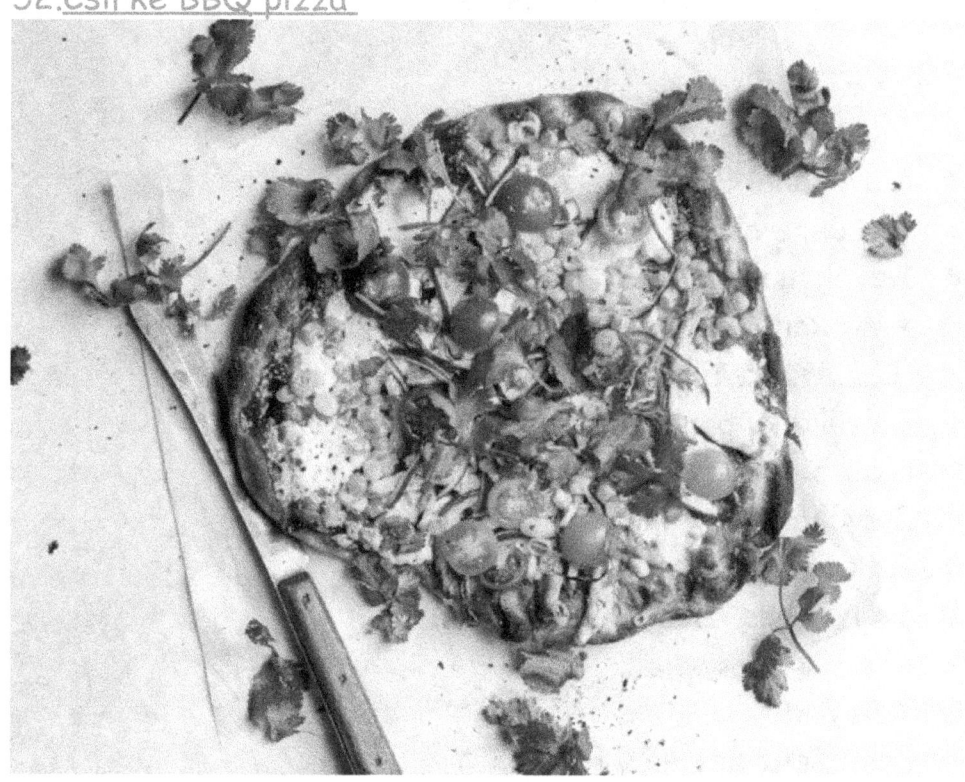

Teljes idő: 20 PERC| Tálalás: 4

ÖSSZETEVŐK:

- 1 csésze sült csirke, felaprítva
- 4 evőkanál BBQ szósz
- ½ csésze cheddar sajt
- 1 evőkanál majonéz
- 4 evőkanál teljesen natúr paradicsomszósz

A PIZZAKRÉGÉHEZ

- 6 evőkanál parmezán sajt, reszelve
- 6 db bio tojás
- 3 evőkanál psyllium héjpor
- 2 tk olasz fűszer
- Só és bors ízlés szerint

UTASÍTÁS:

- Lásd fent két 425 F.
- Tegye a tészta hozzávalóit egy robotgépbe, és addig pörgesse, amíg sűrű tésztát nem kap.
- Formázd meg a pizzatésztát, és tedd be a sütőbe 10 percre sütni.
- A megfőtt héjat a paradicsomszósszal, majd a csirkehússal, a sajttal, valamint a BBQ szósszal és a majonézzel meglocsoljuk.

TÁPLÁLKOZÁS: Kalória 357 | Összes zsír 24,5g | Nettó szénhidrát: 2,9 g | fehérje 24,5 g)

53.Lassan főtt csirke Masala

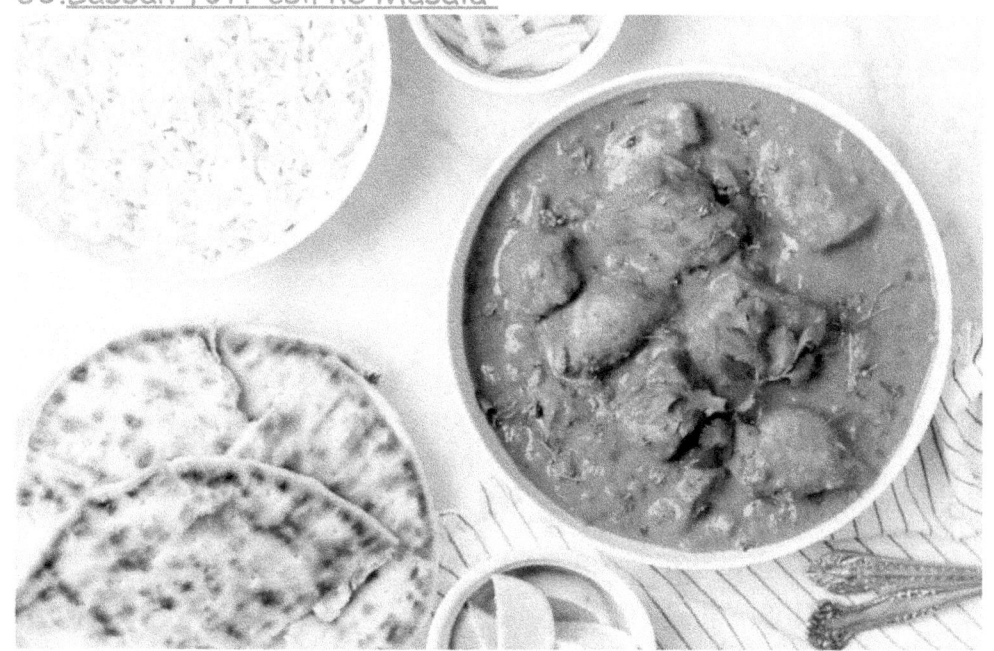

Teljes idő: 3 ÓRA 10 PERC| Tálalás: 2

ÖSSZETEVŐK:
- 1 ½ font. csont nélküli csirkecomb, apróra szeletelve
- 2 gerezd fokhagyma
- 1 tk gyömbér, lereszelve
- 1 tk hagymapor
- 3 evőkanál masala
- 1 tk paprika
- 2 tk só
- ½ csésze kókusztej (2 részre osztva)
- 2 evőkanál paradicsompüré
- ½ csésze kockára vágott paradicsom
- 2 evőkanál olívaolaj
- ½ csésze nehéz tejszín
- 1 teáskanál stevia
- Friss koriander díszítéshez

UTASÍTÁS:
- Először helyezze a csirkét a lassú tűzhelybe. Adjuk hozzá a reszelt gyömbért, a fokhagymát és a többi fűszert. Keverjük össze.
- Ezután adjuk hozzá a paradicsompürét és a felkockázott paradicsomot, majd keverjük újra.
- Öntsük a kókusztej felét, keverjük össze, majd főzzük 3 órán át magas hőmérsékleten.
- Ha kész, adjuk hozzá a maradék kókusztejet, a tejszínt, a steviát, és keverjük újra.
- Forrón tálaljuk.

TÁPLÁLKOZÁS: Kalória 493 | Összes zsír 41,2g | Nettó szénhidrát: 5,8 g | fehérje 26g)

54. Sült vajas csirke

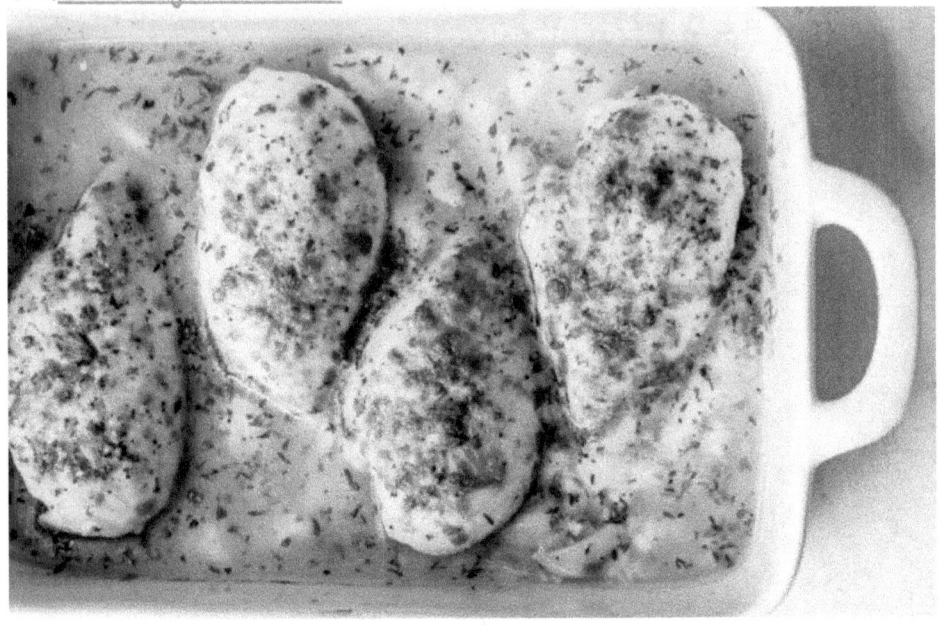

Teljes idő: 1 ÓRA 10 PERC| Tálalás: 2

ÖSSZETEVŐK:
- 4 db csirkecomb
- ¼ csésze lágyított biovaj
- 1 tk rozmaring, szárítva
- 1 tk bazsalikom, szárítva
- ½ teáskanál só
- ½ teáskanál bors

UTASÍTÁS:
- Lásd fent két 350 F.
- Az összes hozzávalót (a csirke kivételével) egy tálban habosra keverjük.
- Helyezzük a csirkecombokat alufóliával bélelt tepsire, és bőségesen megkenjük a vajas keverékkel.
- Helyezze a csirkét a sütőbe egy órára sütni.
- Melegen tálaljuk.

TÁPLÁLKOZÁS: Kalória 735 | Összes zsír 33,7g | Nettó szénhidrát: 0,8g | fehérje 101,8 g)

55.Parmezános csirke

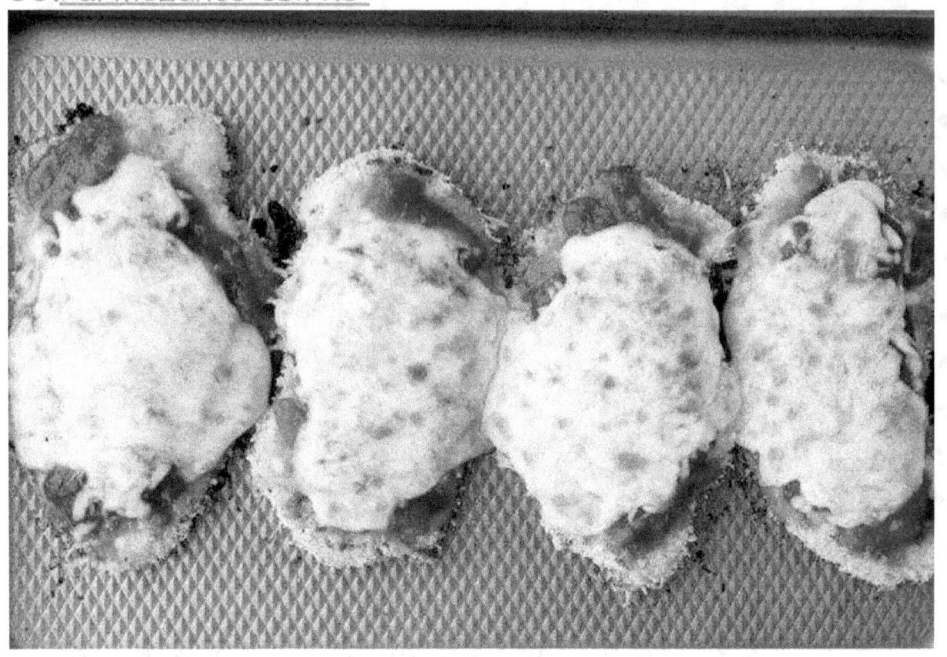

Teljes idő: 25 PERC| Tálalás: 4

ÖSSZETEVŐK:
A CSIRKEHOZ:
- 3 csirkemell
- 1 csésze mozzarella sajt
- Só
- Fekete bors

BEVONÁSHOZ:
- ¼ csésze lenmagliszt
- 1 tk oregánó
- ½ teáskanál fekete bors
- ½ teáskanál fokhagyma por
- 1 tojás
- 2,5 oz sertéshéj
- ½ csésze parmezán sajt
- ½ teáskanál Só
- ¼ tk pirospaprika pehely
- 2 tk paprika
- 1 ½ teáskanál csirkehúsleves

SZÓZSHOZ:
- 1 csésze paradicsomszósz, alacsony szénhidráttartalmú
- 2 gerezd fokhagyma
- Só
- ½ csésze olívaolaj
- ½ teáskanál oregánó
- Fekete bors

UTASÍTÁS:
- Adja hozzá a lendarat, a fűszereket, a sertéshéjat és a parmezán sajtot egy robotgépben, és őrölje össze.

- A csirkemellet felütjük, és egy edényben felverjük a tojást a húslevessel. A szósz összes hozzávalóját egy serpenyőbe tesszük, összekeverjük és kis lángon főzzük.
- Mártsuk a csirkét tojásba, majd vonjuk be száraz keverékkel.
- Egy serpenyőben olajat hevítünk, és kisütjük benne a csirkemellet, majd áttesszük egy serpenyőbe. A tetejét szósszal és mozzarellával megkenjük, és 10 percig sütjük.

TÁPLÁLKOZÁS: Kalória 646 | Összes zsír 46,8g | Nettó szénhidrát: 4g | Fehérje 49,3 g | Rost 2,8 g)

TENGER GYÜMÖLCSEI

56.Édes-savanyú Snapper

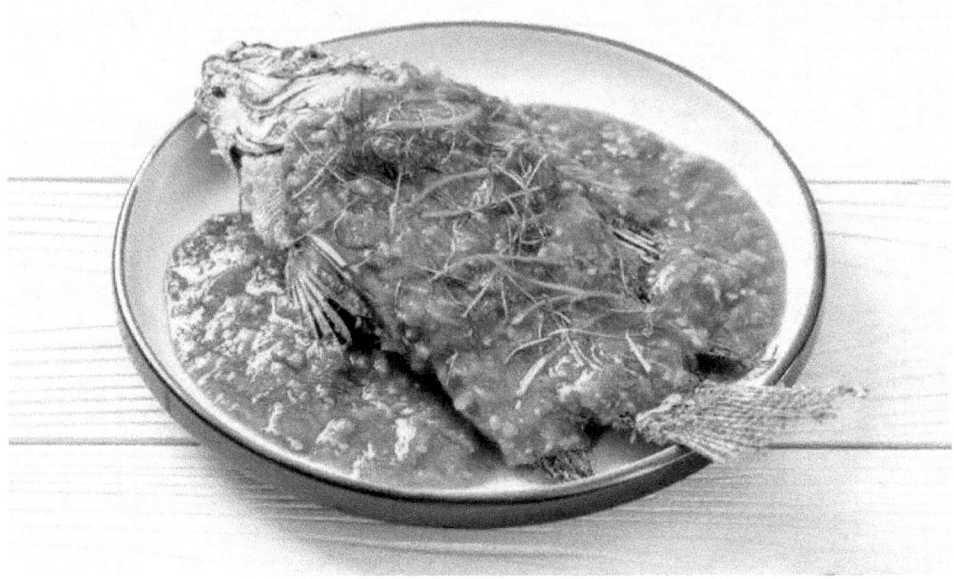

Teljes idő: 20 PERC| Tálalás: 2

ÖSSZETEVŐK:
- 4 filé snapper
- ¼ csésze friss koriander, apróra vágva
- 4 evőkanál lime leve
- 6 db licsi, szeletelve
- 2 evőkanál olívaolaj
- Só és bors ízlés szerint

UTASÍTÁS:
- A filéket sóval, borssal ízesítjük.
- Az olívaolajat egy serpenyőben közepes lángon felhevítjük, és mindkét oldalát 4 percig sütjük.
- Csepegtesse a lime levét a halra; hozzáadjuk a koriandert és a felszeletelt licsit.
- Csökkentse a hőt alacsonyra, és hagyja további 5 percig főni.
- Tegye át egy tálra, és élvezze.

TÁPLÁLKOZÁS: Kalória 244 | Összes zsír 15,4g | Nettó szénhidrát: 0,1 g | fehérje 27,9 g)

57.Krémes foltos tőkehal

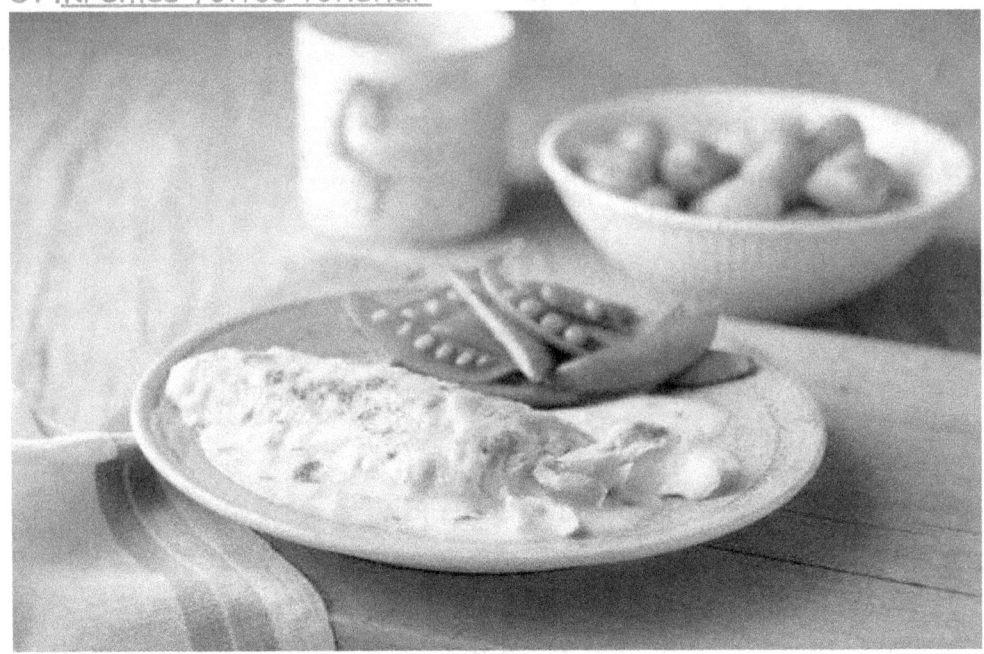

Teljes idő: 20 PERC| Tálalás: 2

ÖSSZETEVŐK:

- 5,3 oz füstölt foltos tőkehal
- 1/2 forrásban lévő víz
- 1 evőkanál vaj
- ¼ csésze tejszín
- 2 csésze spenót

UTASÍTÁS:

- Melegítsünk fel egy serpenyőt közepes lángon.
- Egy tálban keverjük össze a forrásban lévő vizet a tejszínnel és a vajjal.
- Helyezze a foltos tőkehalat és a szószt a serpenyőbe, és hagyja forralni, amíg a víz elpárolog, és krémes, vajas szószt hagy maga után.
- A foltos tőkehalat friss vagy fonnyadt spenótra öntött szósszal tálaljuk.

TÁPLÁLKOZÁS: Kalória 281 | Összes zsír 10g | Nettó szénhidrát: 15g | fehérje 18g)

58. Serpenyőben sült hake

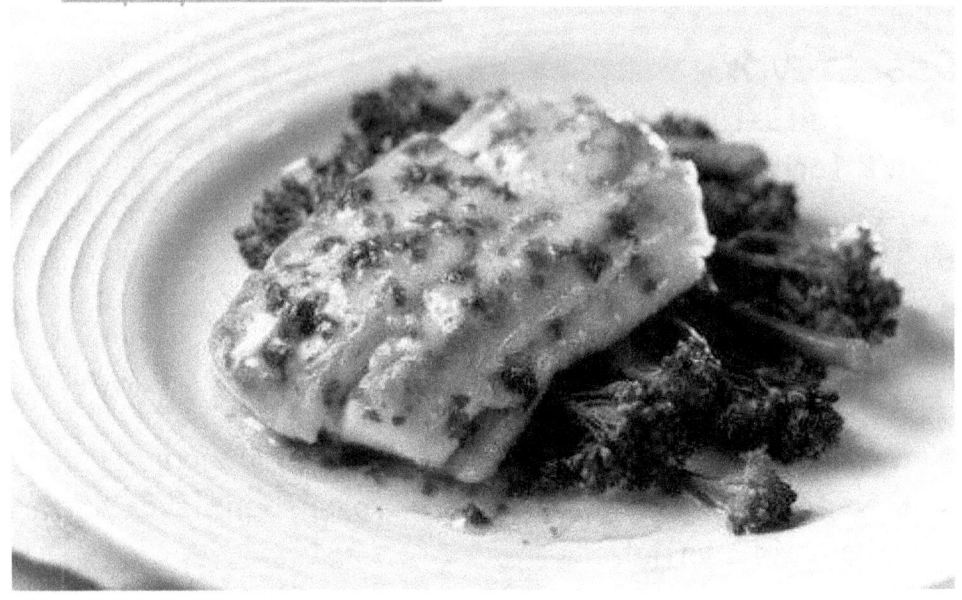

Teljes idő: 15 PERC| Tálalás: 1

ÖSSZETEVŐK:

- 1 evőkanál olívaolaj
- Só és bors ízlés szerint
- 1 A filét feldaraboljuk
- Friss citromszeletek

UTASÍTÁS:

- Melegítsük fel az olívaolajat egy nagy serpenyőben, közepes lángon.
- A halat konyhai papírtörlővel töröljük szárazra, majd mindkét oldalát sózzuk, borsozzuk.
- A halakat vastagságuktól függően mindkét oldalukon kb. 4-5 percig sütjük, vagy amíg aranyszínű kéreg nem lesz, és villával a húsa könnyen lehámlik.

TÁPLÁLKOZÁS: Kalória 170 | Összes zsír 8g | Nettó szénhidrát: 7g | fehérje 18g)

59.Pesto és mandulás lazac

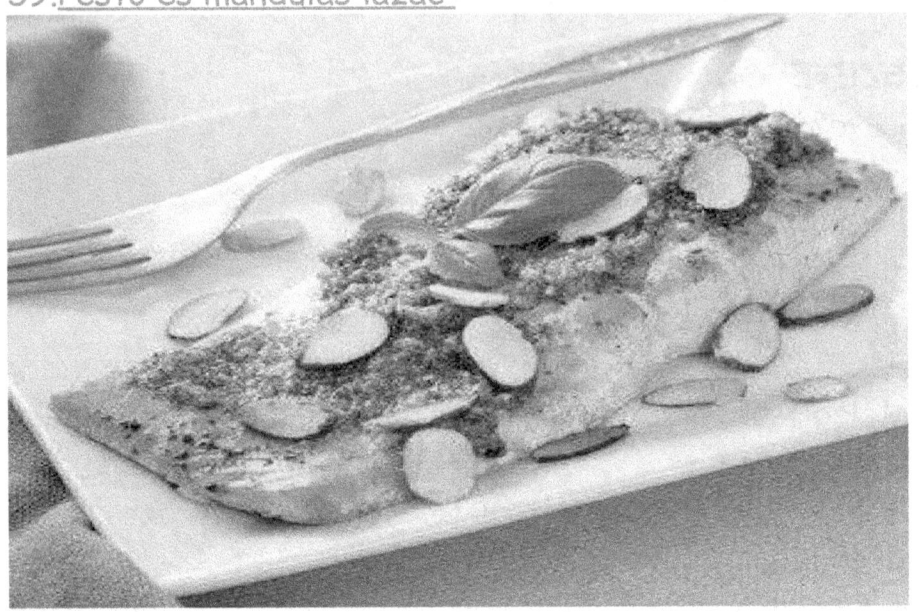

Teljes idő: 15 PERC| Tálalás: 2

ÖSSZETEVŐK:

- 1 gerezd fokhagyma
- ½ citrom
- ½ teáskanál petrezselyem
- 2 evőkanál vaj
- Maroknyi Frisée
- 1 evőkanál olívaolaj
- ¼ csésze mandula
- ½ teáskanál himalájai só
- 12 oz. Lazac filé
- ½ mogyoróhagyma

UTASÍTÁS:

- Adja hozzá a mandulát, a fokhagymát és az olívaolajat a feldolgozógéphez, és pörgesse addig, amíg a keverék pépes nem lesz. Adjunk hozzá petrezselymet, sót és facsarjunk citromlevet a keverékhez, és tegyük félre, amíg szükséges.
- A lazacot borssal és sóval ízesítjük.
- Egy serpenyőben felforrósítjuk az olajat, majd a lazac bőrét egy edénybe tesszük, és oldalanként 3 percig sütjük.
- Adjunk hozzá vajat a serpenyőbe, és melegítsük, amíg megolvad; kenjük meg a halat vajjal és vegyük le a tűzről.
- Tálaljuk a lazacot frisee-vel és pestoval.

TÁPLÁLKOZÁS: Kalória 610 | Összes zsír 47g | Nettó szénhidrát: 6g | Fehérje 38g | Rost: 1g)

60. Lime avokádó lazac

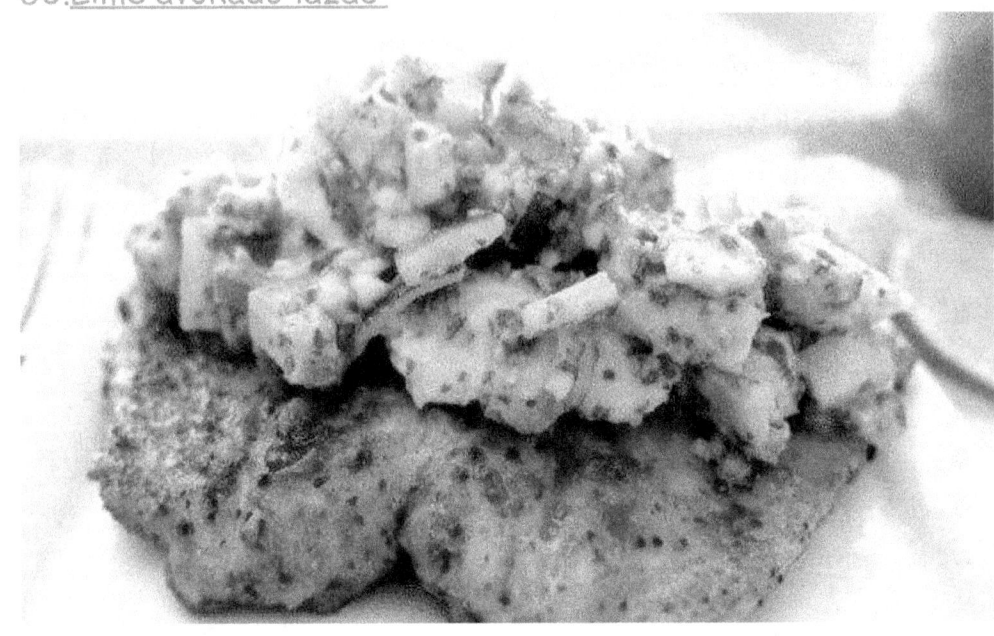

Teljes idő: 25 PERC| Tálalás: 2

ÖSSZETEVŐK:

- 1 avokádó
- 2 evőkanál vöröshagyma (apróra vágva)
- ½ csésze karfiol
- 12 oz. Lazac filé (2)
- ½ lime

UTASÍTÁS:

- Helyezze a karfiolt egy processzorba, és addig pörgesse, amíg az állaga hasonló lesz a rizséhez.
- Kenjük ki a serpenyőt főzőspray-vel, és adjunk hozzá rizst a serpenyőbe, és fedővel főzzük 8 percig.
- A hal kivételével a többi hozzávalót aprítógépbe tesszük, és krémesre és simára turmixoljuk.
- Egy másik serpenyőben felforrósítjuk a választott olajat, és a filéket bőrrel lefelé helyezzük az edénybe. 5 percig főzzük, majd ízlés szerint borsozzuk és sózzuk. Fordítsuk meg és főzzük még 5 percig.
- A lazacot karfiollal tálaljuk, a tetejére pedig avokádószószt.

TÁPLÁLKOZÁS: Kalória 420 | Összes zsír 27g | Nettó szénhidrát: 5g | Fehérje 37 g | Rost: 0,5 g)

61. Mázas szezámmagos gyömbéres lazac

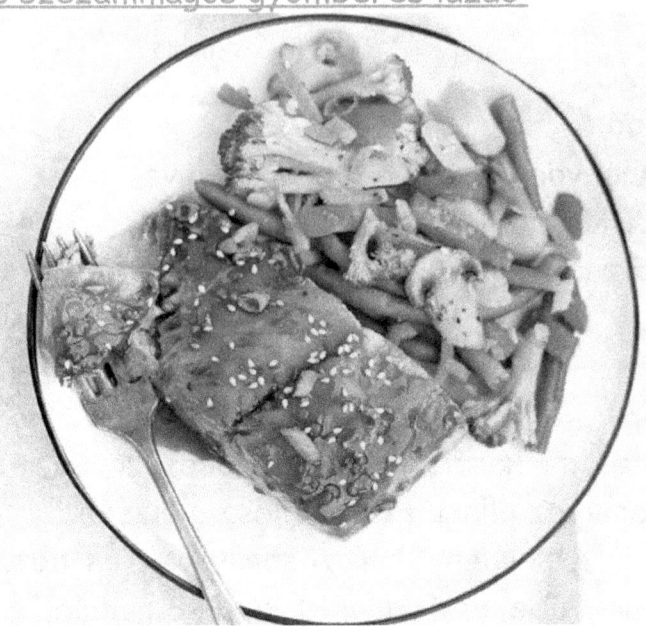

Teljes idő: 40 PERC| Tálalás: 2

ÖSSZETEVŐK:

- 2 evőkanál szójaszósz
- 1 evőkanál rizsborecet
- 2 tk fokhagyma, reszelve
- 1 evőkanál Ketchup
- 10 oz lazac filé
- 2 tk szezámolaj
- 1 tk gyömbér, kockára vágva
- 1 evőkanál halszósz
- 2 evőkanál fehérbor

UTASÍTÁS:

- Keverje össze a szójaszószt, az ecetet, a fokhagymát, a gyömbért és a halszószt egy tálban, és adjon hozzá lazacot. 15 percig pácoljuk.
- A szezámolajat egy serpenyőben füstölésig hevítjük, majd a bőrrel lefelé beletesszük a halat a serpenyőbe. Főzzük 4 percig, majd fordítsuk meg és főzzük további 4 percig, vagy amíg kész nem lesz.
- Adjuk hozzá a pácot az edényhez, és főzzük 4 percig, vegyük ki az edényből és tegyük félre.
- Adjuk hozzá a fehéret és a ketchupot a szószhoz, és főzzük 5 percig, amíg meg nem puhul.
- A halat szósszal tálaljuk.

TÁPLÁLKOZÁS: Kalória 370 | Összes zsír 23,5g | Nettó szénhidrát: 2,5 g | fehérje 33g)

62. Vajas garnélarák

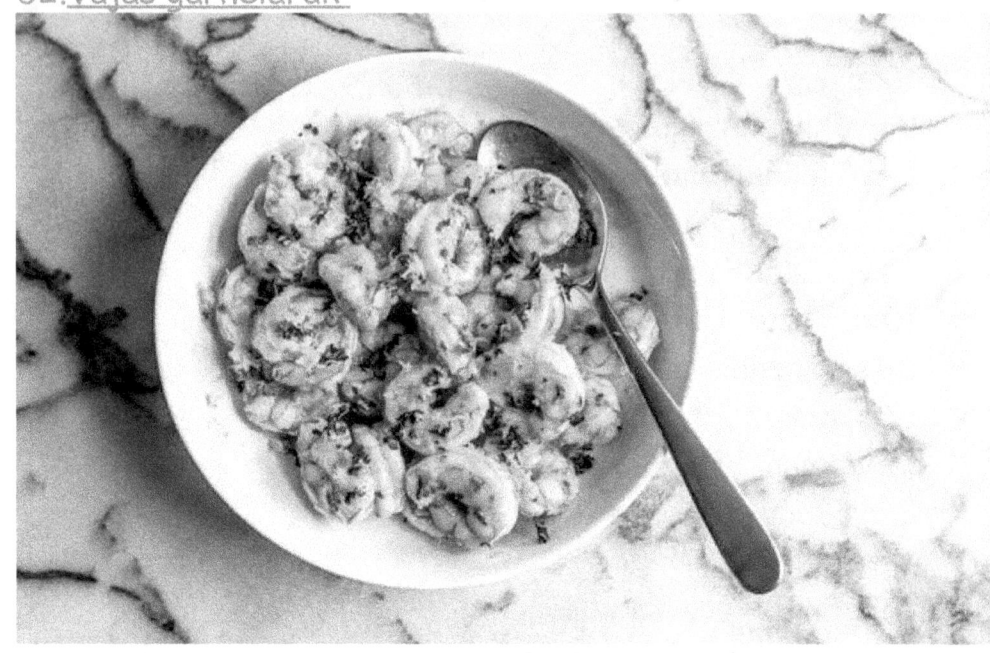

Teljes idő: 25 PERC| Tálalás: 3

ÖSSZETEVŐK:
HAJTÁSÚ GARNÁKHOZ:
- 2 evőkanál mandulaliszt
- ¼ teáskanál curry por
- 1 tojás
- 3 evőkanál kókuszolaj
- 0,5 oz Parmigiano-Reggiano
- ½ teáskanál sütőpor
- 1 evőkanál Víz
- 12 közepes garnélarák

A VAJSZÓSZHOZ:
- ½ hagyma, apróra vágva
- 2 thai chili apróra vágva
- ½ csésze nehéz tejszín
- Só
- 2 evőkanál vaj, sótlan
- 1 gerezd fokhagyma, felkockázva
- 2 evőkanál curry levél
- 0,3 oz érett cheddar
- Fekete bors
- 1/8 tk szezámmag

UTASÍTÁS:
- Hámozza meg és bontsa ki a garnélarákot; szárítsa meg a garnélarákot papírtörlővel.
- A tészta összes száraz hozzávalóját összekeverjük, majd hozzáadjuk a vizet és a tojást, és alaposan összekeverjük.

- Egy serpenyőben felforrósítjuk a kókuszolajat, belemártjuk a garnélarákot a tésztába, és aranybarnára sütjük. Kivesszük az edényből és félretesszük hűlni.
- Egy másik edényben felolvasztjuk a vajat, és a hagymát barnára pároljuk. Adjuk hozzá a curry leveleket, a chilit és a fokhagymát, és főzzük 3 percig, amíg aromás nem lesz.
- Csökkentse a hőt, és adjunk hozzá tejszínt és cheddart, főzzük, amíg a szósz besűrűsödik. Adjunk hozzá garnélarákot, és dobjuk a bevonathoz.
- Szezámmaggal megszórva tálaljuk.

TÁPLÁLKOZÁS: Kalória 570 | Összes zsír 56,2g | Nettó szénhidrát: 18,4 g | Fehérje 4,3g | rost 1,4g)

63. LAPOS HAS RECEPT Friendly Sushi

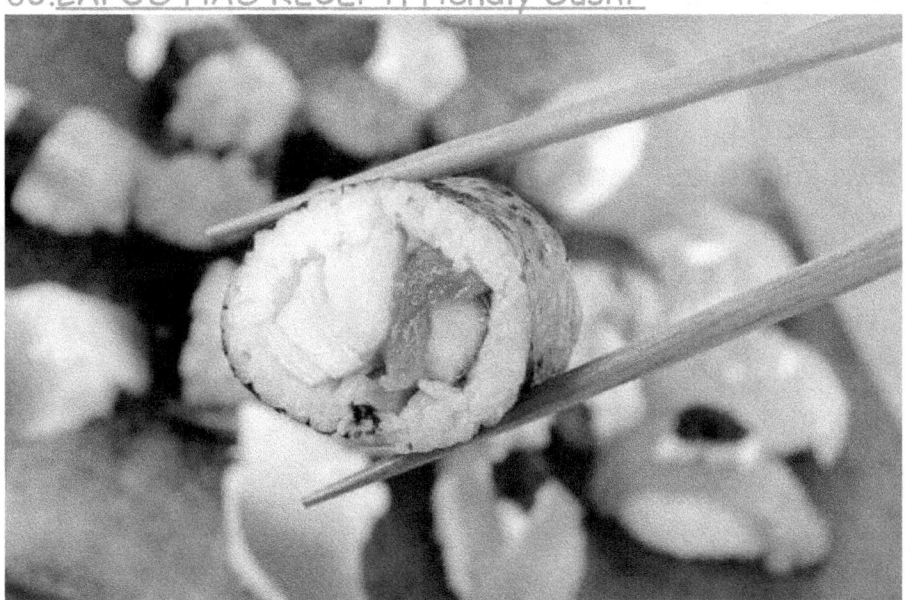

Teljes idő: 25 PERC| Tálalás: 3

ÖSSZETEVŐK:
- 16 oz karfiol
- 2 evőkanál rizsecet, fűszerezetlen
- 5 lap Nóri
- ½ avokádó, szeletelve
- 6 dkg krémsajt, lágyítva
- 1 evőkanál szójaszósz
- Uborka
- 5 oz füstölt lazac

UTASÍTÁS:
- A karfiolt aprítógépbe tesszük, és addig pörköljük, amíg rizsszerű állagot nem kapunk.
- Vágja le az uborka mindkét végét, és szeletelje fel mindkét oldalát, dobja ki a közepét, és szeletelje fel az oldalát csíkokra. Hűtőbe tesszük, amíg szükséges.
- Egy serpenyőt felforrósítunk, és hozzáadjuk a karfiolt és a szójaszószt. Főzzük 5 percig, vagy amíg teljesen megpuhul és kissé kiszárad.
- Tegye a karfiolt a tálba az ecettel és a sajttal együtt, keverje össze, és tegye a hűtőszekrénybe, amíg kihűl. Az avokádót felszeleteljük és félretesszük.
- Fedje le a bambusz hengert műanyag fóliával, és tegyen le egy nori lapot, a tetejére tegye főtt karfiolt, lazacot, uborkát és avokádót. Tekerjük és szeleteljük.
- Szolgál.

TÁPLÁLKOZÁS: Kalória 353 | Összes zsír 25,7g | Nettó szénhidrát: 5,7 g | Fehérje 18,32g | rost: 8g)

64. Tonhalral töltött avokádó

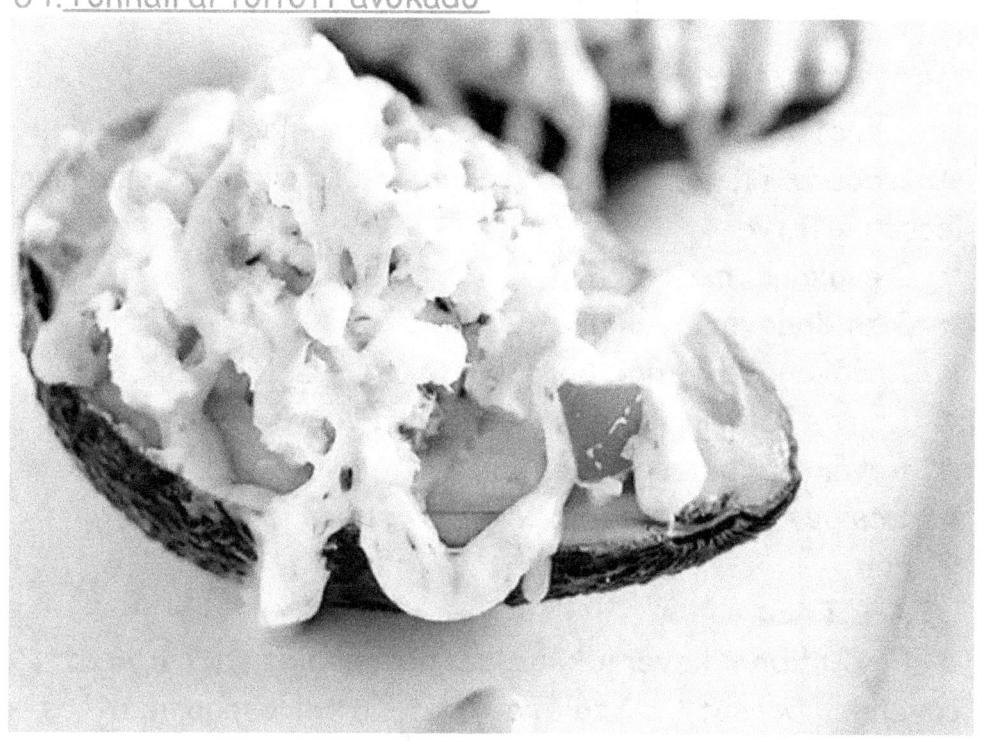

Teljes idő: 20 PERC| Tálalás: 4

ÖSSZETEVŐK:

- 2 érett avokádó, félbevágva és kimagozva
- 1 doboz (15 oz.) tömör fehér tonhal vízbe csomagolva, lecsepegtetve
- 2 evőkanál majonéz
- 3 zöldhagyma, vékonyra szeletelve
- 1 evőkanál cayenne bors
- 1 piros kaliforniai paprika, apróra vágva
- 1 evőkanál balzsamecet
- 1 csipet fokhagyma só és fekete bors ízlés szerint

UTASÍTÁS:

- Egy tálban keverjük össze a tonhalat, a majonézt, a cayenne borsot, a zöldhagymát, a pirospaprikát és a balzsamecetet.
- Ízesítsük borssal és sóval, majd az avokádó felét csomagoljuk a tonhal keverékkel.
- Kész! Tálald és élvezd!

TÁPLÁLKOZÁS: Kalória 233,3| Összes zsír 17,77g | Nettó szénhidrát: 9,69 g | Fehérje 7,41g | Rost: 6,98g)

65. Gyógynövényes sült lazac filé

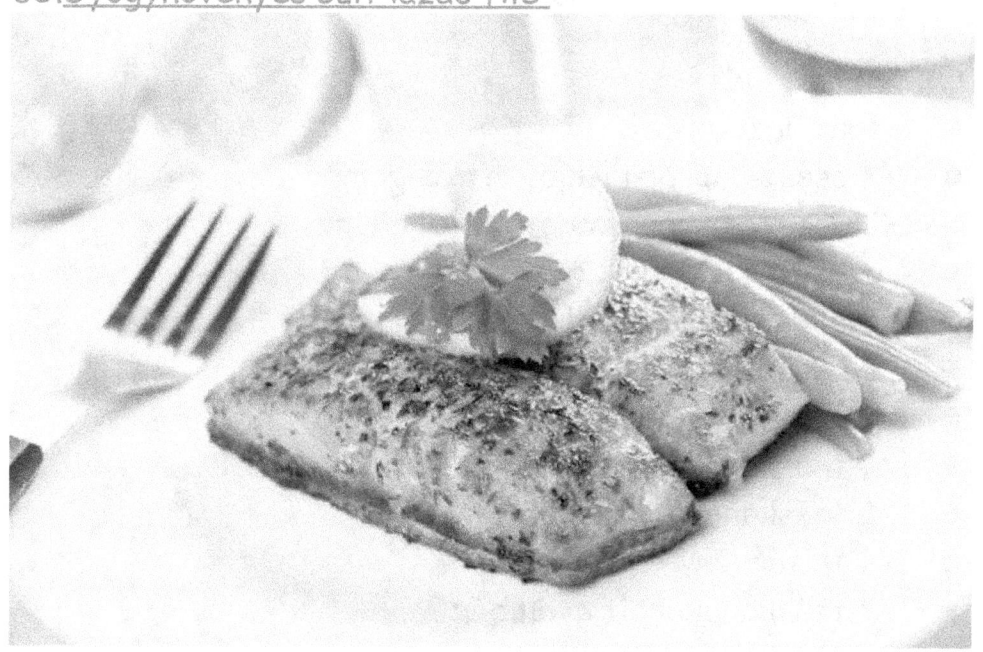

Teljes idő: 35 PERC| Tálalás: 6

ÖSSZETEVŐK:
- 2 font. lazac filé
- 1/2 csésze apróra vágott friss gomba
- 1/2 csésze apróra vágott zöldhagyma
- 4 oz. vaj
- 4 evőkanál kókuszolaj
- 1/2 csésze tamari szójaszósz
- 1 tk darált fokhagyma
- 1/4 teáskanál kakukkfű
- 1/2 teáskanál rozmaring
- 1/4 tk tárkony
- 1/2 teáskanál őrölt gyömbér
- 1/2 teáskanál bazsalikom
- 1 tk oregánó levél

UTASÍTÁS:
- Melegítsük elő a sütőt 350 fokra F. Béleljünk ki egy nagy tepsit fóliával.
- A lazacfilét darabokra vágjuk. Tegye a lazacot a Ziploc zacskóba a tamari szósszal, a szezámolajjal és a fűszeres szósz keverékével. A lazacot hűtőbe tesszük és 4 órán át pácoljuk.
- A lazacot tepsibe tesszük, és 10-15 percig sütjük a filét.
- A vajat felolvasztjuk. Adjuk hozzá az apróra vágott friss gombát és a zöldhagymát, és keverjük össze. Vegyük ki a lazacot a sütőből, és öntsük a vajas keveréket a lazacfilékre, ügyelve arra, hogy minden filé ellepje.
- Süssük még körülbelül 10 percig. Azonnal tálaljuk.

TÁPLÁLKOZÁS: Kalória 449 | Összes zsír 34g | Nettó szénhidrát: 2,7 g | Fehérje 33g | rost 0,7 g)

66. Lazac dióhéjjal

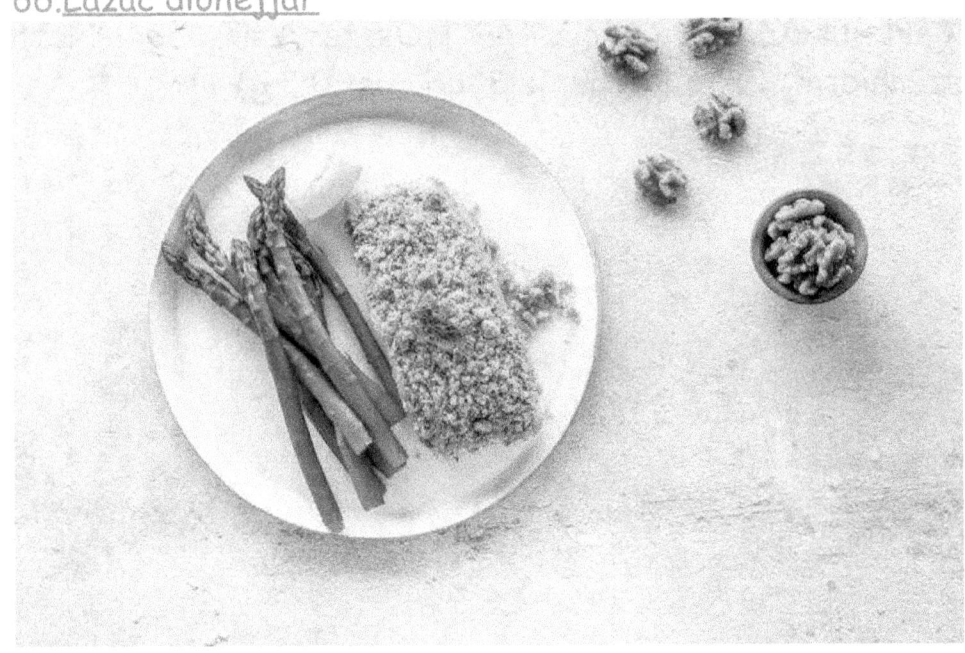

Teljes idő: 20 PERC| Tálalás: 2

ÖSSZETEVŐK:

- ½ csésze dió
- ½ evőkanál dijoni mustár
- 6 oz lazac filé
- Só
- 2 evőkanál juharszirup, cukormentes
- ¼ teáskanál kapor
- 1 evőkanál olívaolaj

UTASÍTÁS:

- Lásd fent két 350 F.
- Tegye a mustárt, a szirupot és a diót egy robotgépbe, és pörgesse addig, amíg a keverék pépes nem lesz.
- Egy edényben olajat hevítünk, bőrös felével lefelé tesszük a serpenyőbe, és 3 percig pirítjuk.
- Tetejét megszórjuk diós keverékkel, és bélelt tepsibe tesszük.
- 8 percig sütjük.
- Szolgál.

TÁPLÁLKOZÁS: Kalória 373 | Összes zsír 43g | Nettó szénhidrát: 3g | Fehérje 20g | rost 1g)

67.Sült mázas lazac

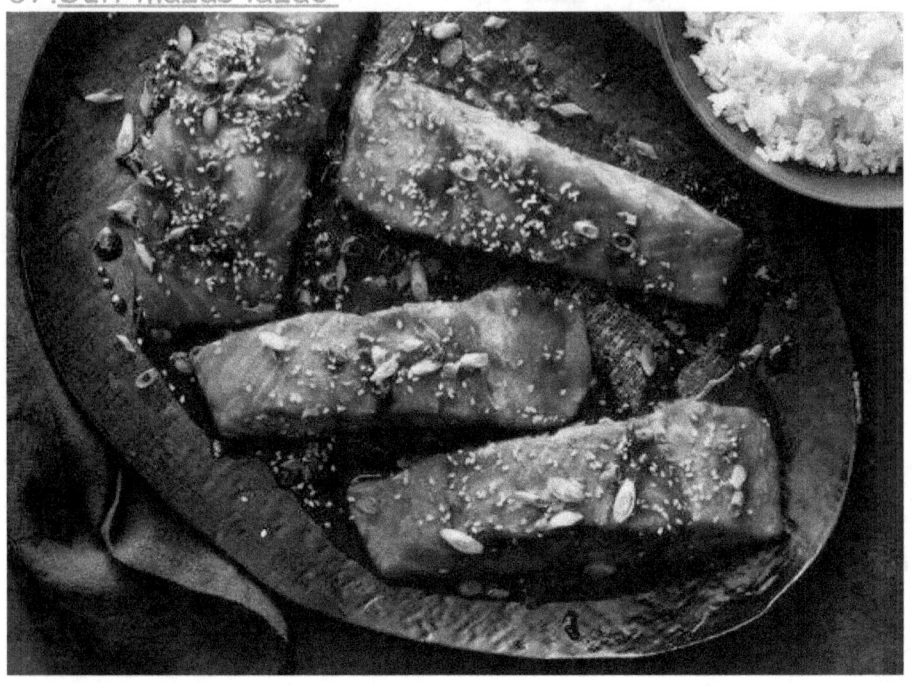

Teljes idő: 30 PERC| Tálalás: 2

ÖSSZETEVŐK:

- 2 db lazac filé
- A mázhoz:
- 1 evőkanál édes mustár
- 1 evőkanál dijoni mustár
- 1 evőkanál citromlé
- ½ teáskanál chili pehely
- 1 tk zsálya
- Sózzon két kulcsot
- 1 evőkanál olívaolaj

UTASÍTÁS:

- Állítsa be a sütőt 350 F-ra.
- Egy tálban keverjük össze a mázhoz való összes hozzávalót.
- A lazacfiléket sütőpapírral bélelt tepsire tesszük, a lazacfiléket megkenjük a mázzal.
- Betesszük a sütőbe 20 percre sütni. Melegen tálaljuk.

TÁPLÁLKOZÁS: Kalória 379 | Összes zsír 24,9 g | Nettó szénhidrát: 4,3 g | fehérje 35,5 g)

68. Lazac Burgerek

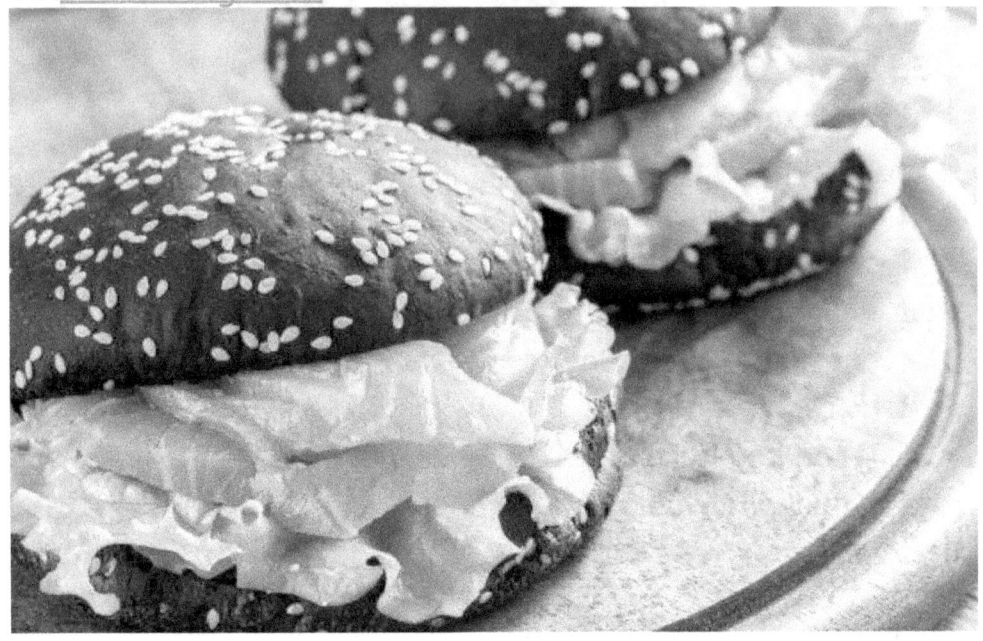

Teljes idő: 20 PERC| Tálalás: 4

ÖSSZETEVŐK:
- 1 14 uncia lazacpelyhet főzhet vízben
- 2 bio tojás
- 1 csésze gluténmentes zsemlemorzsa
- 1 kisebb hagyma, apróra vágva
- 1 evőkanál friss petrezselyem, apróra vágva
- 3 evőkanál majonéz
- 2 tk citromlé
- Sózzon két kulcsot
- 1 evőkanál olívaolaj
- 1 evőkanál ghí

UTASÍTÁS:
- A tojásokat egy tálba ütjük, és kézi mixerrel habosra verjük.
- Adjuk hozzá a zsemlemorzsát a tálba a tojással, és jól keverjük össze.
- Adjuk hozzá a hagymát, a petrezselymet és a majonézt, és keverjük újra.
- Hozzáadjuk a lazacpelyhet, meglocsoljuk a citromlevet és az olívaolajat. Ízesítsük sóval és keverjük újra.
- Osszuk a keveréket 4 részre, majd készítsünk pogácsákat a kezünkkel.
- Öntöttvas serpenyőben közepesen erős tűzön felforrósítjuk a ghít, és aranybarnára sütjük a pogácsákat.
- Az oldalára salátával tálaljuk.

TÁPLÁLKOZÁS: Kalória 281 | Összes zsír 25,2g | Nettó szénhidrát: 9,1 g | Fehérje 6,2g | rost 0,8g)

LEVESEK ÉS PÁROLTOK

69.Rozmaringos fokhagymás marhapörkölt

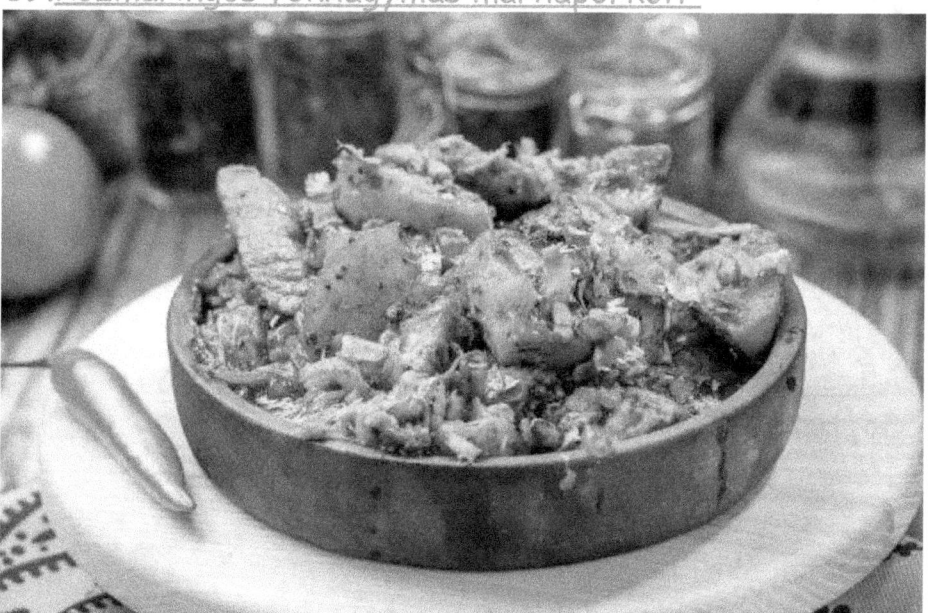

Teljes idő: 4 ÓRA 20 PERC| Tálalás: 8)

ÖSSZETEVŐK:

- 4 közepes sárgarépa, szeletelve
- 4 rúd zeller, szeletelve
- 1 közepes hagyma, felkockázva
- 2 evőkanál olívaolaj
- 4 gerezd fokhagyma, felaprítva
- 1,5 £ marhapörkölt hús (lábszár vagy tokmány)
- Só, bors
- ¼ csésze mandulaliszt
- 2 csésze marhahúsleves
- 2 evőkanál dijoni mustár
- 1 evőkanál Worcestershire szósz
- 1 evőkanál szójaszósz
- 1 evőkanál xilit
- ½ evőkanál szárított rozmaring
- ½ teáskanál kakukkfű

UTASÍTÁS:

- Adja hozzá a hagymát, a sárgarépát és a zellert egy lassú tűzhelybe.
- A párolt húst egy nagy tálba tesszük, borssal és sóval ízesítjük.
- Adjuk hozzá a mandulalisztet, és dobjuk bele a húst, amíg jó bevonat nem lesz.
- A fokhagymát a forró olajban körülbelül egy percig pirítjuk.
- Adjuk hozzá a fűszerezett húst és az összes lisztet az edény aljáról a serpenyőbe.

- A húst keverés nélkül pár percig sütjük, hogy az egyik oldala megpiruljon.
- Fordítsa meg és ismételje meg, amíg a marhahús minden oldala meg nem pirul.
- Adja hozzá a megpirított marhahúst a lassú tűzhelyhez, és keverje össze a zöldségekkel.
- Tegye a serpenyőbe a marhahúslevet, a dijoni mustárt, a Worcestershire szószt, a szójaszószt, a xilitet, a kakukkfüvet és a rozmaringot.
- Keverje össze az összes hozzávalót, és oldja fel a megpirult darabokat a serpenyő aljáról.
- Miután minden feloldódott, öntsük a mártást a lassú tűzhelyben lévő összetevőkre.
- Fedjük le a lassú tűzhelyet fedéllel, és főzzük magas hőmérsékleten négy órán keresztül.
- Főzés után vegyük le a fedőt és jól keverjük össze a pörköltet, majd villával aprítsuk fel darabokra a marhahúst.

TÁPLÁLKOZÁS: Kalória 275 | Összes zsír 10g | Nettó szénhidrát: 24g | fehérje 22g)

70.Bouillabaisse halpörkölt

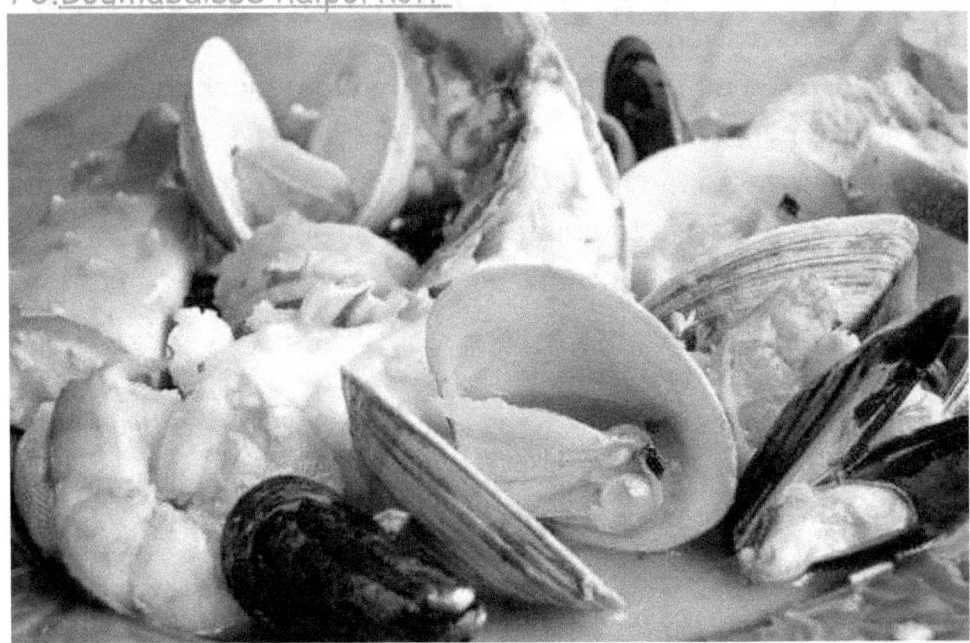

Teljes idő: 6 ÓRA 55 PERC| Tálalás: 6

ÖSSZETEVŐK:
- 1 csésze száraz fehérbor
- 1 narancs leve és héja
- 2 evőkanál olívaolaj
- 1 nagy hagyma, felkockázva
- 2 gerezd fokhagyma, felaprítva
- 1 tk szárított bazsalikom
- 1/2 teáskanál szárított kakukkfű
- 1/2 teáskanál só
- 1/4 teáskanál őrölt fekete bors
- 4 csésze hallé; csirke alaplé is használható
- 1 doboz paradicsom felkockázva, lecsepegtetve
- 1 babérlevél
- 0,9 lb csont nélküli, bőr nélküli fehér halfilé (pl. tőkehal)
- 0,9 lb garnélarák meghámozva és kifejtve
- 0,9 font súlyú kagyló héjában
- 1/2 citrom leve
- 1/4 csésze friss olasz (lapos levelű) petrezselyem

UTASÍTÁS:
- Egy nagy serpenyőben felforrósítjuk az olajat.
- Adjuk hozzá a hagymát, és pirítsuk meg az összes zöldséget majdnem puhára.
- Adjuk hozzá a fokhagymát, a bazsalikomot, a kakukkfüvet, a sót és a borsot.
- Felöntjük a borral és felforraljuk. Adjuk hozzá a hallét, a narancshéjat, a paradicsomot és a babérlevelet, és keverjük össze.

- Öntsön mindent egy lassú tűzhelybe, fedje le a tűzhelyet, és főzze alacsony fokozaton 4-6 órán keresztül.
- Körülbelül 30 perccel a tálalás előtt állítsa magasra a tűzhelyet. Dobd fel a halat és a garnélarákot a citromlével.
- Keverje hozzá a húslevest a tűzhelyen, fedje le, és főzze, amíg a hal kb. 20 percig át nem fő.
- Közvetlenül a végén adjuk hozzá a kagylót, és fedővel hagyjuk 20 percig párolódni.

TÁPLÁLKOZÁS: Kalória 310 | Összes zsír 30g | Nettó szénhidrát: 4g | fehérje 3g)

71.Marha és brokkoli pörkölt

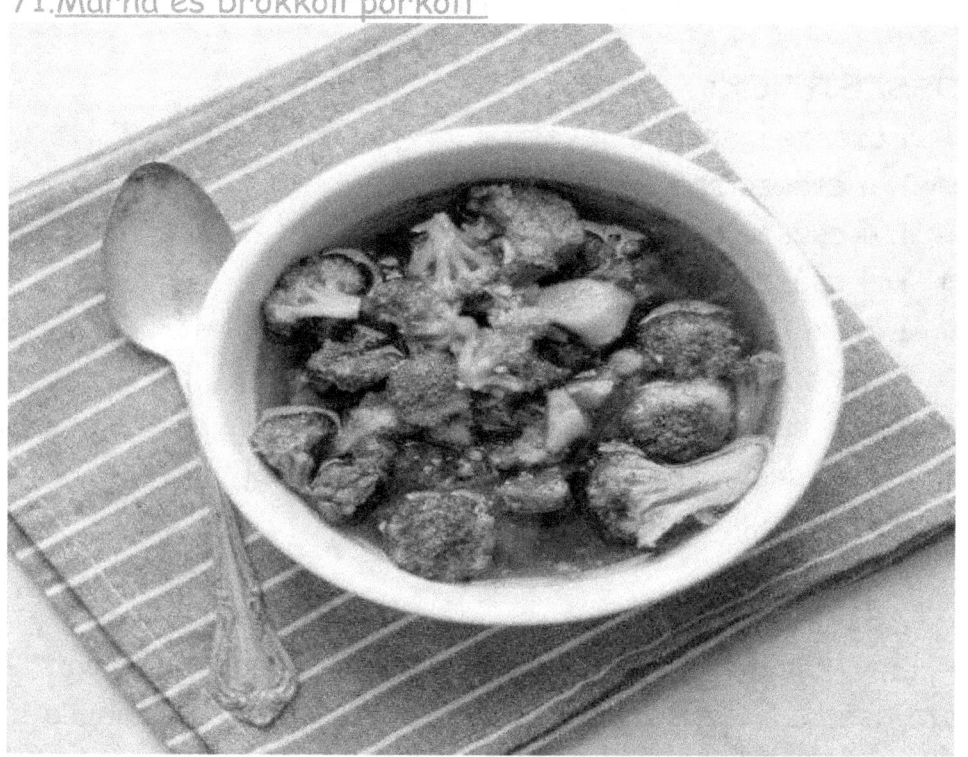

Teljes idő: 2 ÓRA 20 PERC| Tálalás: 8)

ÖSSZETEVŐK:
- 1 csésze marhahúsleves
- 1/4 csésze szójaszósz
- 1/4 csésze osztriga szósz
- 1/4 csésze xilit
- 1 evőkanál szezámolaj
- 3 gerezd fokhagyma, felaprítva
- 2,2 £ csont nélküli marhahússült és vékonyra szeletelve
- 2 evőkanál mandulaliszt vagy psyllium héj
- 2 fej brokkoli rózsákra vágva

UTASÍTÁS:
- Egy közepes tálban keverje össze a marhahúslevet, a szójaszószt, az osztrigaszószt, a cukrot, a szezámolajat és a fokhagymát.
- Helyezze a marhahúst egy lassú tűzhelybe. Adjuk hozzá a szósz keveréket, és óvatosan keverjük össze. Fedjük le, és lassú tűzön főzzük 90 percig.
- Egy kis tálban keverjünk össze 1/4 csésze vizet és mandulalisztet.
- Keverje hozzá a mandulaliszt keveréket és a brokkolit a lassú tűzhelybe.
- Fedjük le, és további 30 percig főzzük magas lángon.

TÁPLÁLKOZÁS: Kalória 370 | Összes zsír 18g | Nettó szénhidrát: 4g | fehérje 47g)

72. Kagyló pörkölt

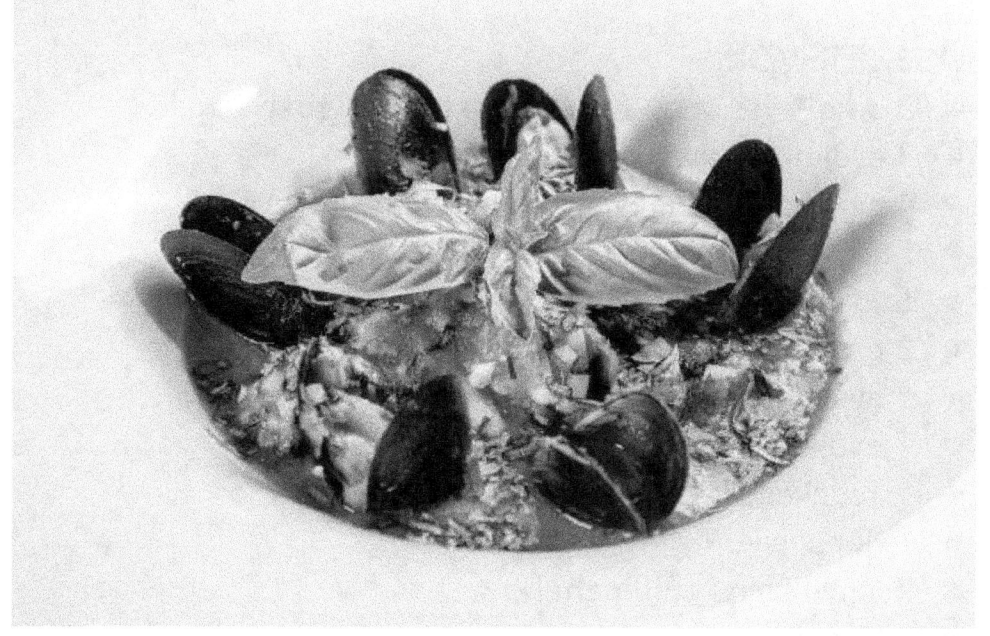

Teljes idő: 5 ÓRA 45 PERC| Tálalás: 8)

ÖSSZETEVŐK:

- 2,2 kg friss vagy fagyasztott, tisztított kagyló
- 3 evőkanál olívaolaj
- 4 gerezd fokhagyma, felaprítva
- 1 nagy hagyma, apróra vágva
- 1 gomba kockára vágva
- 2 doboz kockára vágott paradicsom
- 2 evőkanál oregánó
- ½ evőkanál bazsalikom
- ½ teáskanál fekete bors
- 1 tk paprika
- Könnyű piros chili pehely
- 3/4 csésze víz

UTASÍTÁS:

- A hagymát, fokhagymát, medvehagymát és a gombát megpirítjuk, a serpenyő teljes tartalmát az edénybe kaparjuk.
- Adja hozzá az összes többi hozzávalót a lassú tűzhelyhez, kivéve a kagylót. Főzzük alacsony fokozaton 4-5 órán át, vagy magas fokozaton 2-3 órán át. Addig főzöd, amíg a gomba villápuha nem lesz, és az ízek összeolvadnak.
- Ha megfőtt a gomba és elkészült a szósz, tekerje magasra az edényt. Tegye a megtisztított kagylót az edénybe, és szorosan rögzítse a fedőt. Főzzük még 30 percig.
- Merítse a kagylót tálakba bő húslevessel. Ha valamelyik kagyló nem nyílt ki főzés közben, akkor azt is feldobjuk

TÁPLÁLKOZÁS: Kalória 228 | Összes zsír 9g | Nettó szénhidrát: 32g | fehérje 4g)

73.Krémes csirke és sütőtök pörkölt

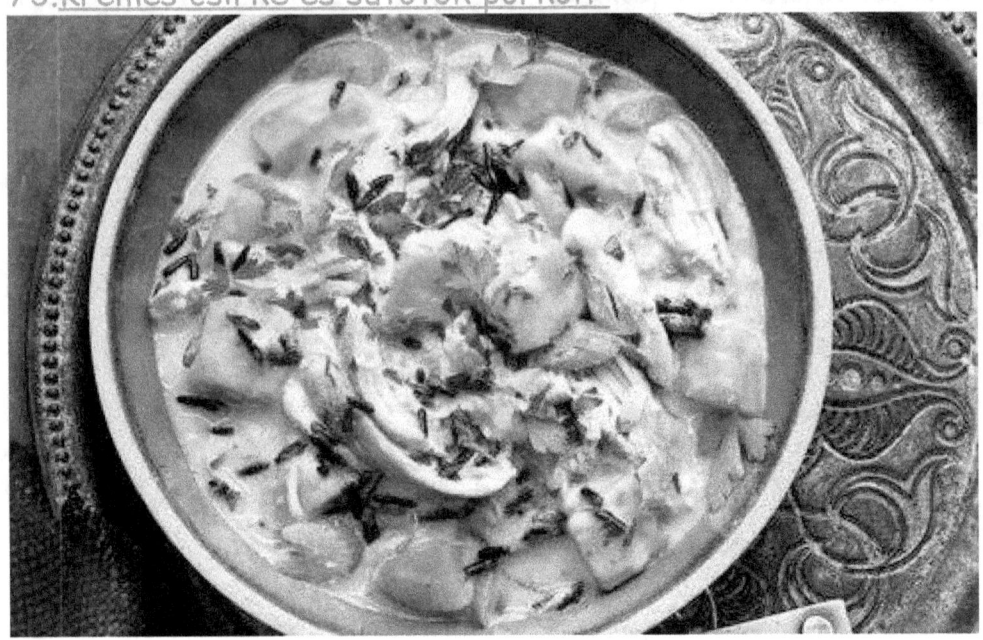

Teljes idő: 5 HR| Tálalás: 6

ÖSSZETEVŐK:
- 1,3 lb csirke csont nélküli csirkemell
- 1 1/4 csésze csirke alaplé
- 1 doboz párolt tej (teljes tejszín)
- 1/3 csésze tejföl vagy crème fraiche
- 1 evőkanál darált fokhagyma
- ½ csésze reszelt érett cheddar sajt
- Friss vagy fagyasztott tök apróra vágva
- Só és bors ízlés szerint

UTASÍTÁS:
- Egy edényben keverjük össze az összes hozzávalót.
- Fedjük le és kapcsoljuk alacsonyra az edényt. Főzzük 4,5 órán keresztül alacsony fokozaton, vagy amíg a csirke és a sütőtök is megpuhul és megpuhul.
- Tálalás előtt keverjük össze a szószt egy edényben.

TÁPLÁLKOZÁS: Kalória 321 | Összes zsír 12g | Nettó szénhidrát: 17g | fehérje 35g)

74. Édesburgonya pörkölt

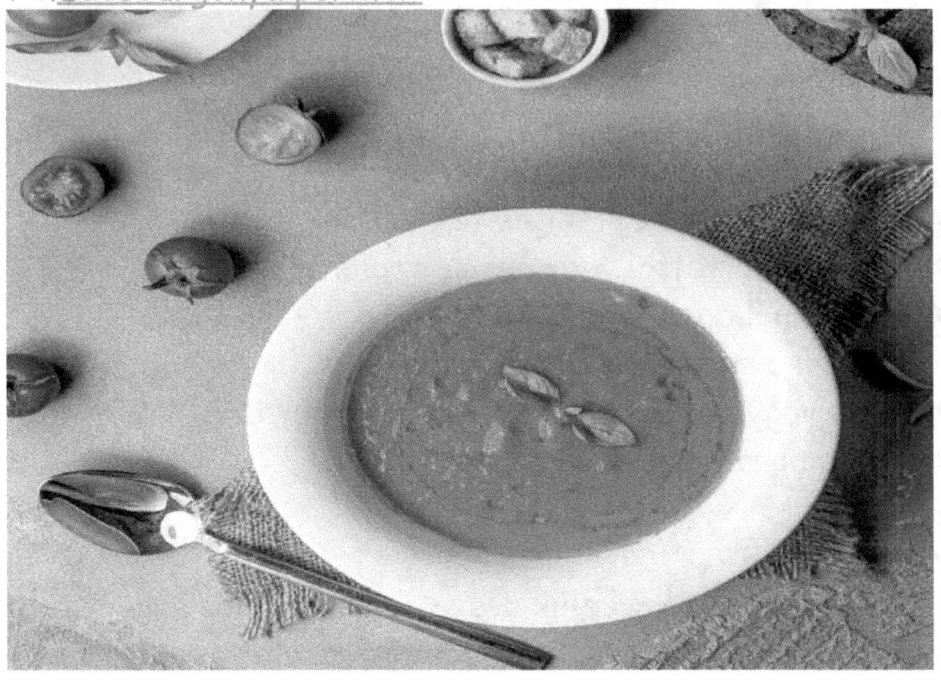

Teljes idő: 6 ÓRA 20 PERC| Tálalás: 6

ÖSSZETEVŐK:

- 2 csésze kockára vágott édesburgonya
- 4 csont nélküli csirkemell
- 4 csont nélküli csirkecomb
- 2 csésze csirke alaplé
- 1 ½ csésze apróra vágott zöld édes paprika
- 1 ¼ csésze kockára vágott friss paradicsom
- ¾ csésze konzerv paradicsom, hagyma és chili keverék
- 1 evőkanál cajun vagy curry fűszer
- 2 gerezd fokhagyma, felaprítva
- ¼ csésze krémes dió
- Friss koriander
- Apróra vágott pörkölt dió

UTASÍTÁS:

- Lassú tűzhelyen édesburgonya, csirke, húsleves, paprika, kockára vágott paradicsom, paradicsom és zöld chili keverék, Cajun fűszerezés és fokhagyma.
- Fedjük le és főzzük alacsony lángon 10-12 órán át, vagy magas hőfokon 5-6 órán át.
- Vegyen ki 1 csésze forró folyadékot a tűzhelyről. A folyadékot egy tálban habosra keverjük a dióvajjal. Adja hozzá a keveréket a tűzhelyhez.
- Tálaljuk korianderrel és ha szükséges mogyoróval megszórva.

TÁPLÁLKOZÁS: Kalória 399 | Összes zsír 21g | Nettó szénhidrát: 13,5 g | fehérje 37g)

75. Marha Shin Stew

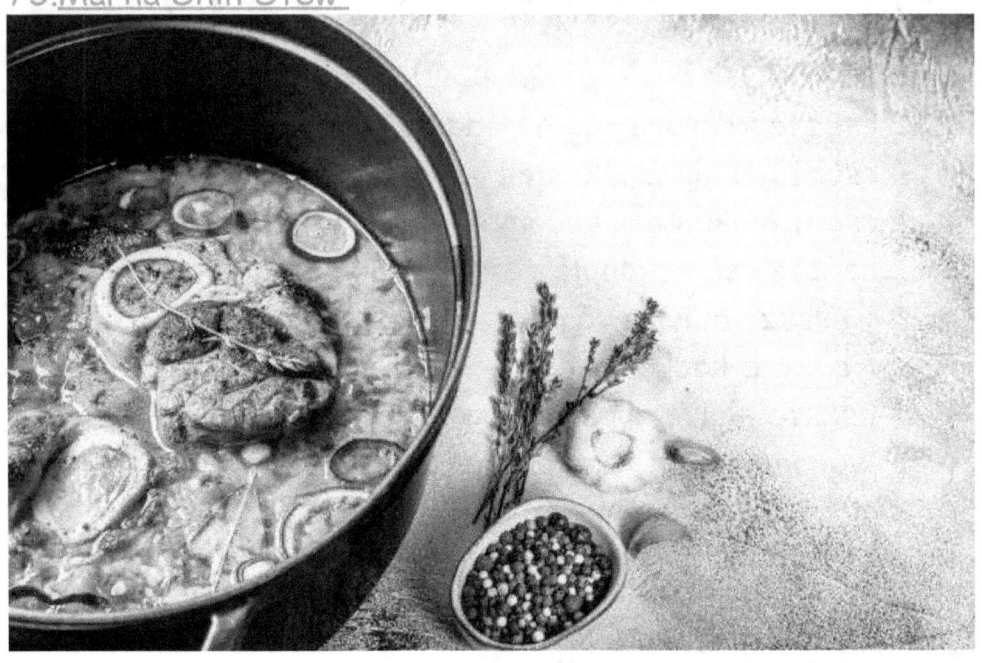

Teljes idő: 3 ÓRA 25 PERC| Tálalás: 8)

ÖSSZETEVŐK:

- 2 font. marhahús minőségi csípője, kockára vágva
- 4 evőkanál olívaolaj
- 2 vöröshagyma, meghámozva és durvára vágva
- 3 db sárgarépa meghámozva és durvára vágva
- 3 rúd zeller, vágva és durvára vágva
- 4 gerezd fokhagyma, hámozatlan
- néhány szál friss rozmaring
- 2 babérlevél
- 2 csésze gomba
- 2 csésze csecsemővelő
- Só és bors ízlés szerint
- 1 evőkanál psyllium héj
- 2 doboz paradicsom
- ⅔ Egy üveg vörösbor

UTASÍTÁS:

- Melegítse elő a sütőt 360 F-ra.
- Egy vastag aljú, tűzálló serpenyőben hevíts fel olívaolajat, és pirítsd meg a hagymát, a sárgarépát, a zellert, a fokhagymát, a fűszernövényeket és a gombát 5 percig, amíg kissé megpuhul.
- Közben forgasd meg a marhahúst psyllium héjban.
- Ezután tegyük bele a húst a serpenyőbe, és keverjük addig, amíg az összes hozzávaló el nem keveredik.
- Adjuk hozzá a paradicsomot, a bort és egy csipet sót és borsot, és óvatosan forraljuk fel.
- Ha felforrt, lekapcsoljuk a tüzet, és dupla vastagságú alufóliával fedjük le a serpenyőt.

- Helyezze a serpenyőt a sütőbe, hogy 3 órára, vagy amíg a marhahúst egy kanállal szét nem húzza, főzze és fejlessze az ízét.
- Kóstoljuk meg, és ha szükséges még sózzuk.
- Tálaljuk és élvezzük.

TÁPLÁLKOZÁS: Kalória 315 | Összes zsír 7g | Nettó szénhidrát: 7g | fehérje 20g)

76. Tonhal halpörkölt

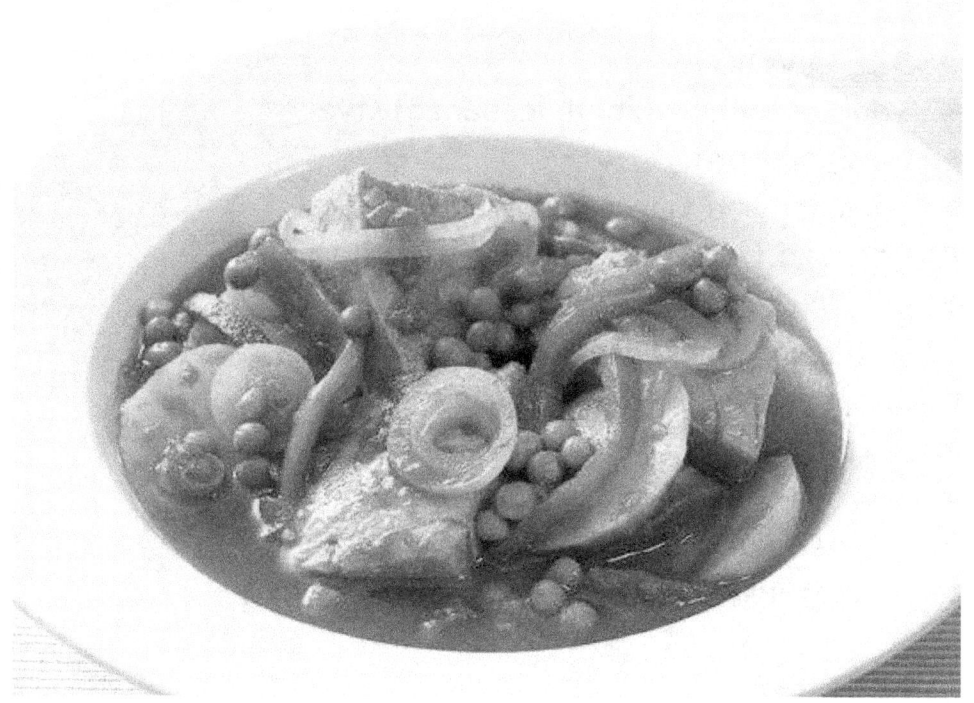

Teljes idő: 25 PERC| Tálalás: 2

ÖSSZETEVŐK:

- 1 doboz tonhal vízben, lecsepegtetve
- 1 evőkanál vaj
- ¼ kis hagyma, apróra vágva
- 1 gerezd fokhagyma, felaprítva
- 1 tk friss gyömbér, reszelve
- ½ konzerv paradicsom, apróra vágva
- 1 csésze spenót, apróra vágva
- 1 kis sárgarépa, lereszelve
- 1 tk curry por 1 tk kurkuma
- ½ teáskanál cayenne bors (elhagyható)
- Só és bors ízlés szerint

UTASÍTÁS:

- A vajban megpirítjuk a hagymát, a fokhagymát és a gyömbért.
- Ha a hagyma megpuhult, adjuk hozzá a paradicsomot.
- Darabok és annyi víz, hogy pörköltet készítsünk a spenóthoz, a sárgarépához és a tonhalhoz. Főzzük alacsony lángon körülbelül 15 percig.
- A spenótot ne főzzük túl.
- 2 csésze karfiolt megpároljuk, pépesítjük és hozzáadunk 1 evőkanál vajat. A pörköltet a kaulimash tetejére tálaljuk.

TÁPLÁLKOZÁS: Kalória 253 | Összes zsír 5g | Nettó szénhidrát: 7g | Fehérje 25g | Rost: 2g)

77. Karfiol és sajtlé

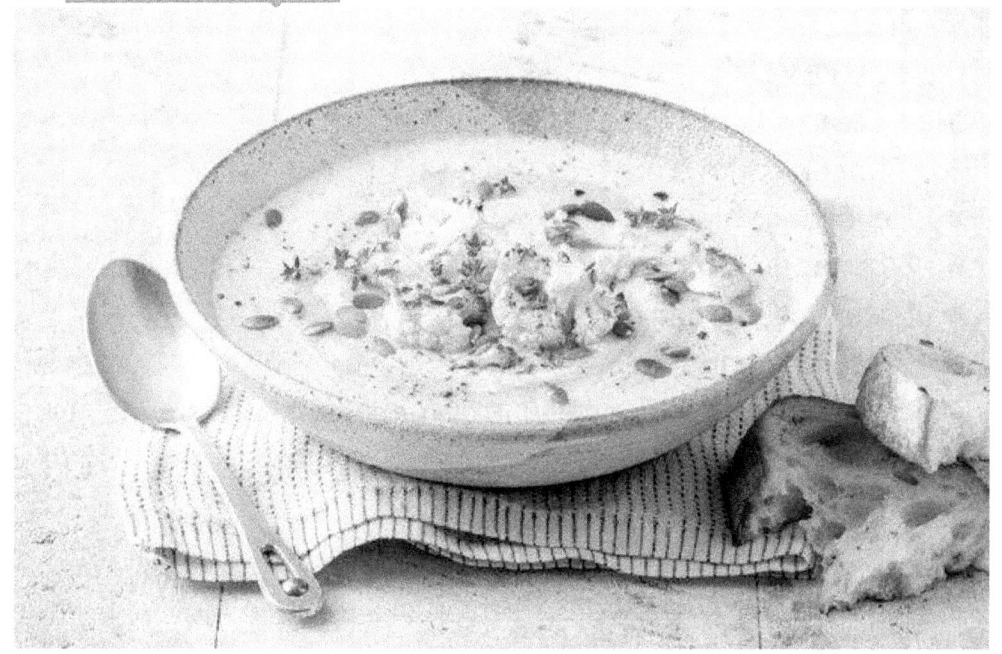

Teljes idő: 30 PERC| Tálalás: 4

ÖSSZETEVŐK:
- 4 csésze karfiol rózsa, apróra vágva
- 4 bacon csík
- 1 evőkanál bio vaj
- 2 gerezd fokhagyma, felaprítva
- 1 hagyma, finomra vágva
- ¼ csésze mandulaliszt
- 4 csésze alacsony nátriumtartalmú csirkehúsleves
- ½ csésze tej
- ¼ csésze könnyű krém
- 1 csésze cheddar, felaprítva
- Só és bors ízlés szerint

UTASÍTÁS:
- A szalonnát egy nagy lábasban megfőzzük. Ha megsült, vedd ki az edényből és tedd félre.
- Ugyanebben az edényben állítsa a hőt közepesre, és dobja bele a hagymát. 3 percig főzzük, majd hozzáadjuk a fokhagymát és a karfiol rózsát, és további 5 percig főzzük.
- Adjuk hozzá a lisztet az edénybe, és folyamatosan keverjük egy percig.
- Öntsük fel a csirkelevest, a tejet és a könnyű tejszínt, és keverjük 3 percig.
- Hagyjuk 15 percig főni, majd kapcsoljuk le a hőt.
- Adjuk hozzá a cheddar sajtot, sózzuk, borsozzuk, majd keverjük újra.
- A tetejére vágott szalonnával tálaljuk.

TÁPLÁLKOZÁS: Kalória 268 | Összes zsír 15,9 g | Nettó szénhidrát: 11,9 g | Fehérje 19,5g | Rost: 3,1 g)

78.Csirke szalonnalé

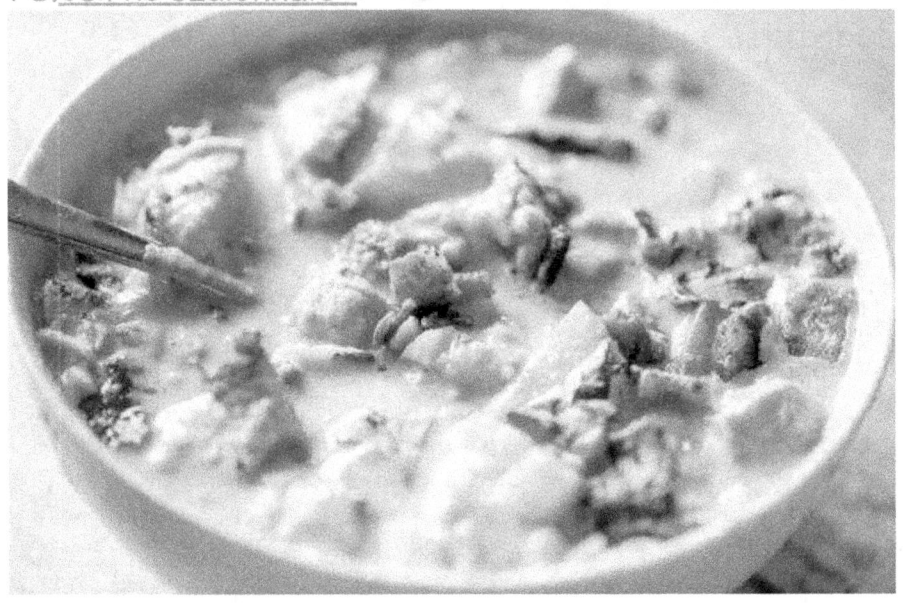

Teljes idő: 8 HR s10 MIN| Tálalás: 5

ÖSSZETEVŐK:
- 4 gerezd fokhagyma – felaprítva
- 1 póréhagyma – megtisztítva, feldarabolva és felszeletelve
- 2 ribizli zeller – kockára vágva
- 1 gombagomba – felszeletelve
- 2 közepes édes hagyma – vékonyra szeletelve
- 4 evőkanál vaj
- 2 csésze csirke alaplé
- 6 csont nélküli, bőr nélküli csirkemell, pillangós
- 8 oz. krémsajt
- 1 csésze nehéz tejszín
- 1 csomag csíkos bacon – ropogósra főzve, morzsolva
- 1 teáskanál só
- 1 tk paprika
- 1 tk fokhagyma por
- 1 teáskanál kakukkfű

UTASÍTÁS:
- Válasszon alacsony fokozatot a lassú tűzhelyen.
- Tegyen 1 csésze csirkelevest, hagymát, fokhagymát, gombát, póréhagymát, zellert, 2 evőkanál vajat, valamint sót és borsot a lassú tűzhelybe.
- Fedjük le, és főzzük a hozzávalókat alacsony hőmérsékleten 1 órán át.
- A csirkemelleket 2 evőkanál vajjal megpirítjuk egy serpenyőben.
- Adjuk hozzá a maradék 1 csésze csirkelevet.

● Kaparja meg a serpenyő alját, hogy eltávolítsa az esetlegesen az aljára ragadt csirkét.
● Vegyük ki a serpenyőből, és tegyük félre, a serpenyőben lévő zsírt öntsük a csirkére.
● Add hozzá a kakukkfüvet, a tejszínt, a fokhagymaport és a krémsajtot a lassú tűzhelyedbe.
● A lassú tűzhely tartalmát addig keverjük, amíg a krémsajt beleolvad az edénybe.
● A csirkét kockákra vágjuk. Tegye a szalonnát és a csirkekockákat a lassú tűzhelybe. A hozzávalókat összekeverjük és alacsony lángon 6-8 órán át főzzük.

TÁPLÁLKOZÁS: Kalória 355 | Összes zsír 21g | Nettó szénhidrát: 6,4 g | fehérje 28g)

DESSZERTEK

79.Reggeli Zephyr torta

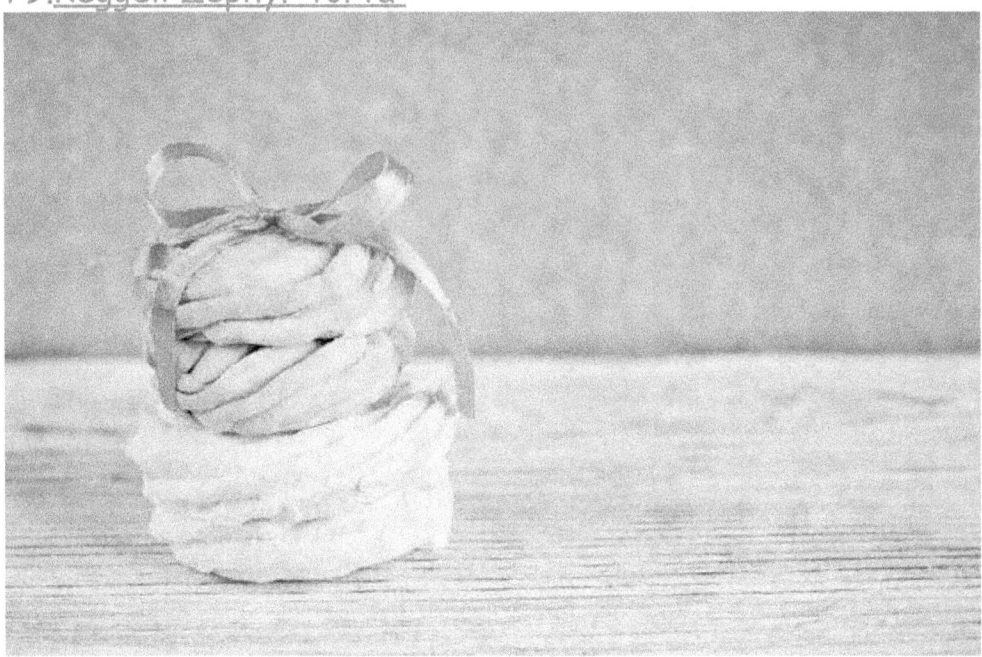

Teljes idő: 40 PERC| Tálalás: 8)

ÖSSZETEVŐK:

- 3 evőkanál kókuszolaj
- 2 evőkanál őrölt lenmag
- 8 evőkanál őrölt mandula
- 1 csésze görög joghurt
- 1 evőkanál kakaópor a porozáshoz
- 1 csésze kemény habtejszín
- 1 tk sütőpor
- 1 tk szódabikarbóna
- 1 tk tiszta vanília esszencia
- 1 csipet rózsaszín só
- 1 csésze Stevia vagy Eritrit édesítőszer

UTASÍTÁS:

- Melegítsük elő a sütőt 350 F fokra.
- A turmixgépben először hozzáadjuk az őrölt mandulát, az őrölt lenmagot, valamint a sütőport és a szódát. Egy percig turmixoljuk.
- Adjuk hozzá a sót, a kókuszolajat és keverjük még össze. Adjuk hozzá az édesítőt, és keverjük 2-3 percig.
- Adjuk hozzá a görög joghurtot, és keverjük körülbelül egy percig, amíg finom állagot nem kapunk.
- A masszát egy tálba szedjük, hozzáadjuk a vanília esszenciát, majd könnyű kézzel összedolgozzuk.
- A tepsit kivajazzuk, és belecsepegtetjük a tésztát.
- 30 percig sütjük. Rácson hagyjuk kihűlni. Szolgál.

TÁPLÁLKOZÁS: Kalória 199,84 | Összes zsír 20,69g | Nettó szénhidrát: 3,22g | Fehérje 2,56g | Rost 1,17g)

80. Mogyoróvajas golyók

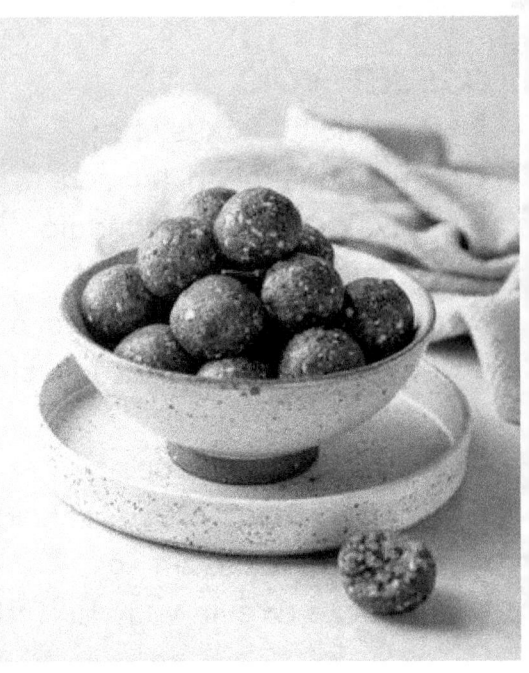

Teljes idő: 22 PERC| Adagok: 16)

ÖSSZETEVŐK:

- 2 tojás
- 2 1/2 csésze mogyoróvaj
- 1/2 csésze kókuszreszelék (cukrozatlan)
- 1/2 csésze xilit
- 1 evőkanál tiszta vanília kivonat

UTASÍTÁS:

- Melegítse elő a sütőt 320 F-ra.
- Keverje össze az összes összetevőt kézzel.
- Miután a hozzávalókat alaposan összekevertük, púpozott evőkanálnyi golyókat formázunk, és sütőpapírral bélelt tepsibe nyomkodjuk.
- Előmelegített sütőben 12 percig sütjük.
- Ha kész, rácson hagyjuk kihűlni.
- Tálaljuk és élvezzük.

TÁPLÁLKOZÁS: Kalória 254,83 | Összes zsír 21,75g| Nettó szénhidrát: 8,31 g | Fehérje 10,98g | Rost 2,64g)

81.Pekándió Lenmag Blondies

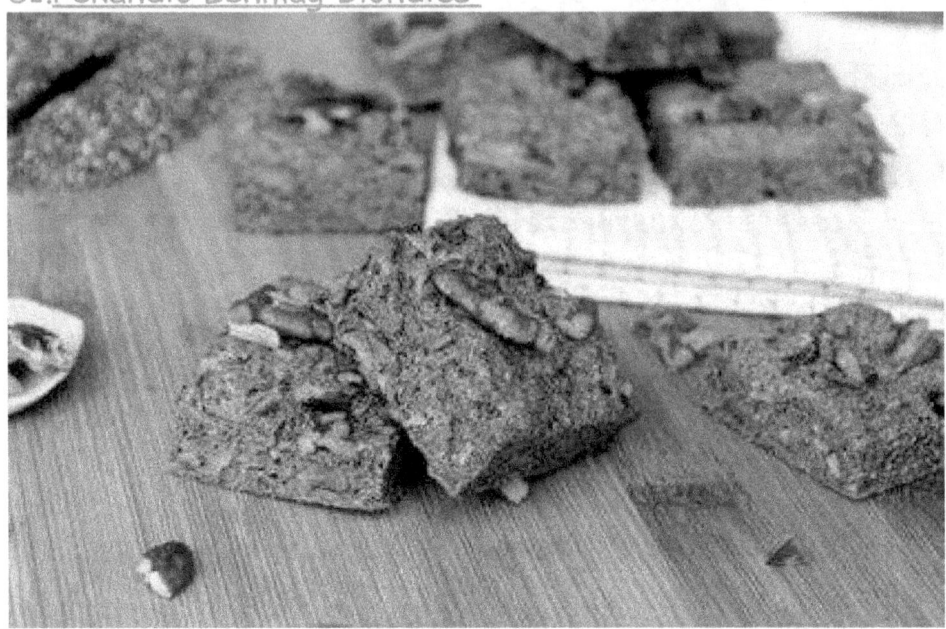

Teljes idő: 40 PERC| Adagok: 16)

ÖSSZETEVŐK:
- 3 tojás
- 2 1/4 csésze pekándió, pörkölt
- 3 evőkanál nehéz tejszín
- 1 evőkanál sós karamell szirup
- 1/2 csésze lenmag, őrölt
- 1/4 csésze vaj, olvasztott
- 1/4 csésze eritrit, porított
- 10 csepp folyékony Stevia
- 1 tk sütőpor
- 1 csipet só

UTASÍTÁS:
- Melegítse elő a sütőt 350 F-ra.
- Egy tepsiben 10 percig sütjük a pekándiót.
- Fűszerdarálóban őröljön meg 1/2 csésze lenmagot. Helyezze a lenmagport egy tálba. Az Eritrit fűszerdarálóban porrá őröljük. Tegye ugyanabba a tálba, mint a lenmagliszt.
- A pörkölt pekándió 2/3-át aprítógépbe tesszük, és addig dolgozzuk, amíg sima dióvaj nem lesz.
- Adjunk hozzá tojást, folyékony Steviát, sózott karamellszirupot és egy csipet sót a lenmag keverékhez. Jól összekeverni. Adjunk hozzá pekándió vajat a tésztához, és keverjük újra.
- A maradék pörkölt pekándiót kockákra törjük.
- Adjunk hozzá zúzott pekándiót és 1/4 csésze olvasztott vajat a tésztához.

- A masszát jól összedolgozzuk, majd hozzáadjuk a tejszínt és a sütőport. Az egészet jól keverjük össze.
- Helyezze a tésztát a tepsibe, és süsse 20 percig.
- Enyhén hűtsük körülbelül 10 percig.
- Négyzetekre vágva tálaljuk.

TÁPLÁLKOZÁS: Kalória 180,45 | Összes zsír 18,23g | Nettó szénhidrát: 3,54 g | Fehérje 3,07g | Rost 1,78g)

82.Borsmentás csokoládé fagylalt

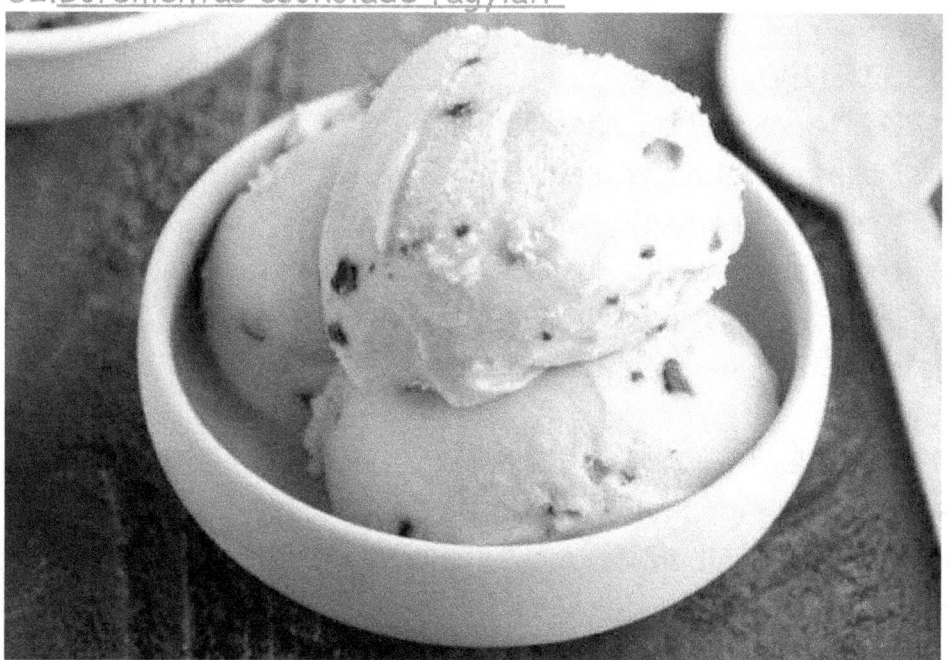

Teljes idő: 35 PERC| Tálalás: 3

ÖSSZETEVŐK:
- 1/2 teáskanál borsmenta kivonat
- 1 csésze nehéz tejszín
- 1 csésze krémsajt
- 1 tk tiszta vanília kivonat
- 1 teáskanál folyékony Stevia kivonat
- 100% étcsokoládé az öntethez

UTASÍTÁS:
- Helyezze a fagylaltos tálat a fagyasztóba.
- Egy fémtálban a csokoládé kivételével az összes hozzávalót hozzáadjuk, és jól kikeverjük.
- Tedd vissza a fagyasztóba 5 percre.
- Állítsa be a fagylaltkészítőt, és adjon hozzá folyadékot.
- Tálalás előtt csokoládéreszelékkel kenjük meg a fagylaltot. Szolgál.

TÁPLÁLKOZÁS: Kalória 286,66 | Összes zsír 29,96g | Nettó szénhidrát: 2,7 g | fehérje 2,6 g)

83. Felfújható kókuszos gofri

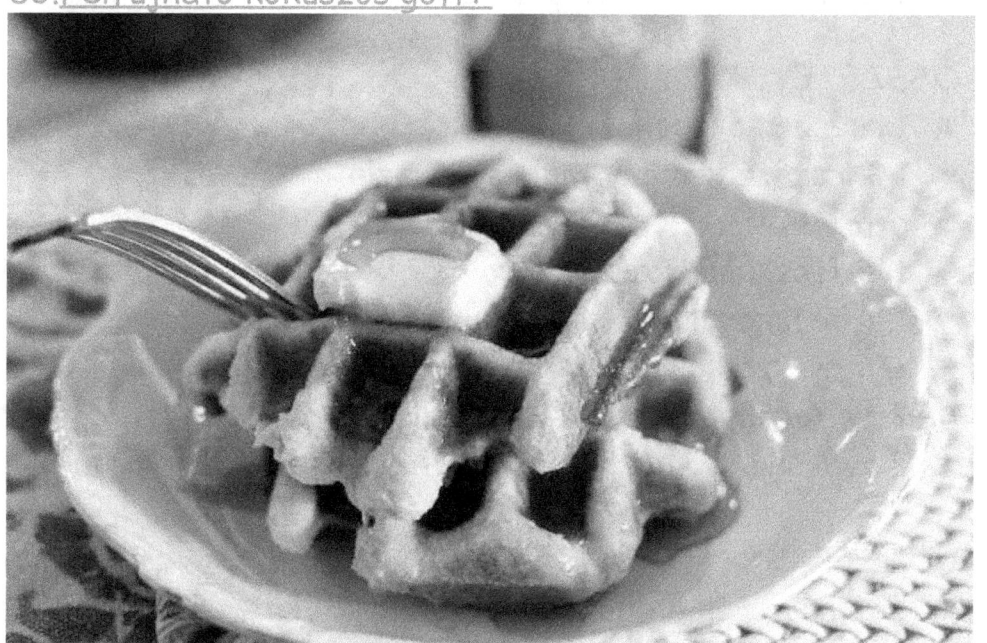

Teljes idő: 20 PERC| Tálalás: 8)

ÖSSZETEVŐK:

- 1 csésze kókuszliszt
- 1/2 csésze kemény (habos) tejszín
- 5 tojás
- 1/4 teáskanál rózsaszín só
- 1/4 teáskanál szódabikarbóna
- 1/4 csésze kókusztej
- 2 tk Yacon szirup
- 2 evőkanál kókuszolaj (olvasztott)

UTASÍTÁS:

- Egy nagy tálban hozzáadjuk a tojásokat, és elektromos kézi mixerrel 30 másodpercig keverjük.
- Addig adjuk a tojásokhoz a kemény (habos) tejszínt és a kókuszolajat, amíg még keverjük. Adjuk hozzá a kókusztejet, a kókuszlisztet, a rózsaszín sót és a szódabikarbónát. Keverje a kézi mixerrel 45 másodpercig alacsony sebességen. Félretesz, mellőz.
- Melegítse fel jól a gofrisütőjét, és készítse el a gofrit a gyártó előírásai szerint.
- Forrón tálaljuk.

TÁPLÁLKOZÁS: Kalória 169,21 | Összes zsír 12,6 g | Nettó szénhidrát: 9,97 g | Fehérje 4,39g | Rost 0,45 g)

84.Málnás csokikrém

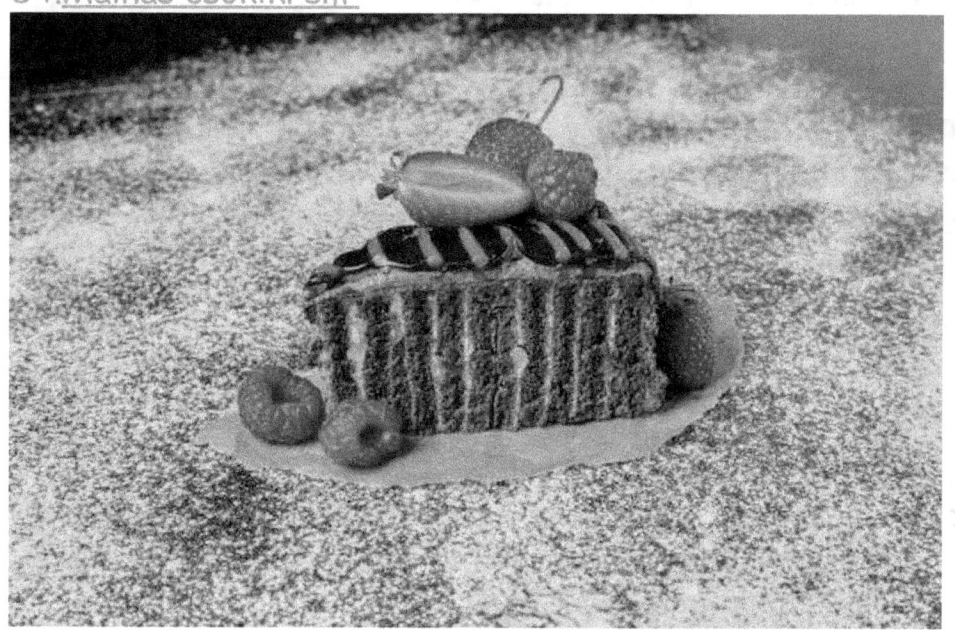

Teljes idő: 15 PERC| Tálalás: 4

ÖSSZETEVŐK:

- 1/2 csésze 100%-os étcsokoládé, apróra vágva
- 1/4 csésze nehéz tejszín
- 1/2 csésze krémsajt, megpuhult
- 2 evőkanál cukormentes málnaszörp
- 1/4 csésze eritrit

UTASÍTÁS:

- Dupla bojlerben felolvasztjuk az apróra vágott csokoládét és a krémsajtot. Adjuk hozzá az eritrit édesítőszert, és keverjük tovább. Levesszük a tűzről, hagyjuk kihűlni és félretesszük.
- Amikor a krém kihűlt, hozzáadjuk a tejszínt és a málnaszirupot, és jól összekeverjük.
- Tálba vagy poharakba öntjük a tejszínt és tálaljuk. Tartsa hűtve.

TÁPLÁLKOZÁS: Kalória 157,67 | Összes zsír 13,51g | Nettó szénhidrát: 7,47 g | Fehérje 1,95g | rost 1g)

85.Nyers kakaós mogyorós keksz

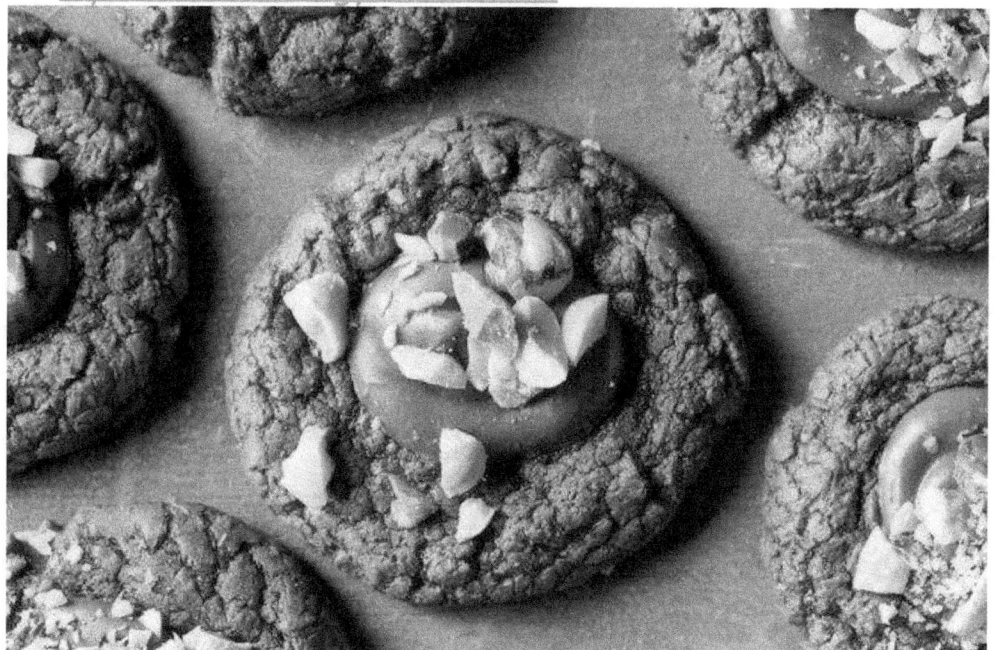

Teljes idő: 6 HR| Adagok: 24)

ÖSSZETEVŐK:

- 2 csésze mandulaliszt
- 1 csésze apróra vágott mogyoró
- 1/2 csésze kakaópor
- 1/2 csésze őrölt len
- 3 evőkanál kókuszolaj (olvasztott)
- 1/3 csésze víz
- 1/3 csésze eritrit
- 1/4 teáskanál folyékony Stevia

UTASÍTÁS:

- Egy tálban keverjük össze a len- és mandulalisztet, a kakaóport.
- Hozzákeverjük az olajat, a vizet, az agávét és a vaníliát. Ha jól összeállt, belekeverjük az apróra vágott mogyorót.
- Golyókat formálunk, tenyérrel laposra nyomkodjuk, és szárítószitára helyezzük.
- Dehidratáljon egy órát 145 °C-on, majd csökkentse 116 °C-ra, és dehidratáljon legalább öt órán át.
- Tálaljuk és élvezzük.

TÁPLÁLKOZÁS: Kalória 181,12 | Összes zsír 15,69g | Nettó szénhidrát: 8,75 g | Fehérje 4,46g | Rost: 3,45 g)

86. Bűnmentes sütőtök sajttorta Muffin

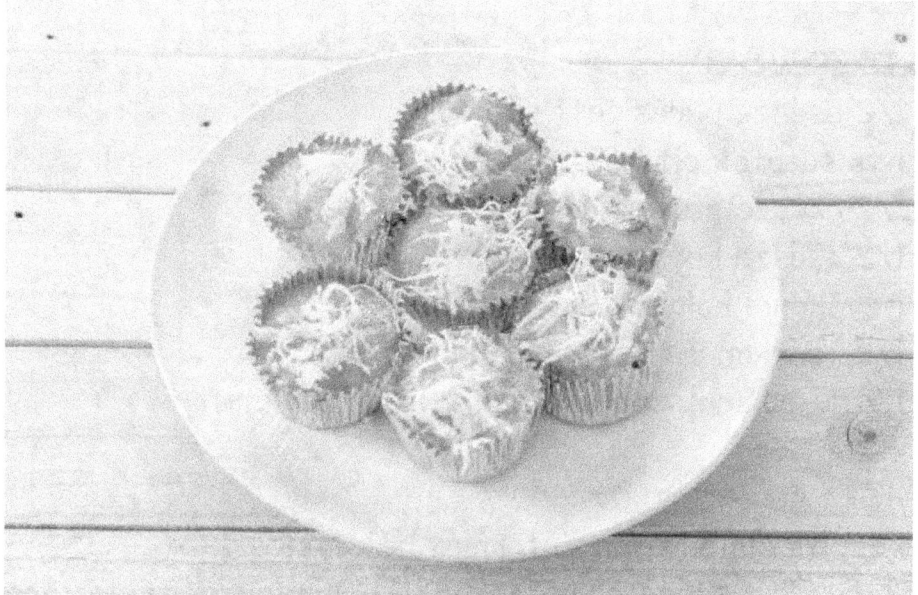

Teljes idő: 15 PERC| Tálalás: 6

ÖSSZETEVŐK:
- 1/2 csésze pürésített sütőtök
- 1 tk sütőtök pite fűszer
- 1/2 csésze pekándió, finomra őrölve
- 1/2 csésze krémsajt
- 1 evőkanál kókuszolaj
- 1/2 teáskanál tiszta vanília kivonat
- 1/4 teáskanál tiszta Yacon szirup vagy eritrit

UTASÍTÁS:
- Készíts elő egy muffinformát béléssel.
- Tegyünk néhány őrölt pekándiót minden muffinsütőbe, és készítsünk vékony héjat.
- Egy tálban keverjük össze az édesítőt, a fűszereket, a vaníliát, a kókuszt és a sütőtökpürét. Hozzáadjuk a krémsajtot és addig verjük, amíg jól össze nem áll.
- Körülbelül két evőkanál töltelékkeveréket kanalazunk minden tészta tetejére, és simítsuk el a széleit.
- Tedd be a fagyasztóba körülbelül 45 percre.
- Kivesszük a muffin formából, és 10 percig állni hagyjuk. Szolgál.

TÁPLÁLKOZÁS: Kalória 157,34 | Összes zsír 15,52g | Nettó szénhidrát: 3,94 g | Fehérje 2,22g | Rost: 1,51g)

87. Savanyú mogyorós keksz nyílgyökér teával

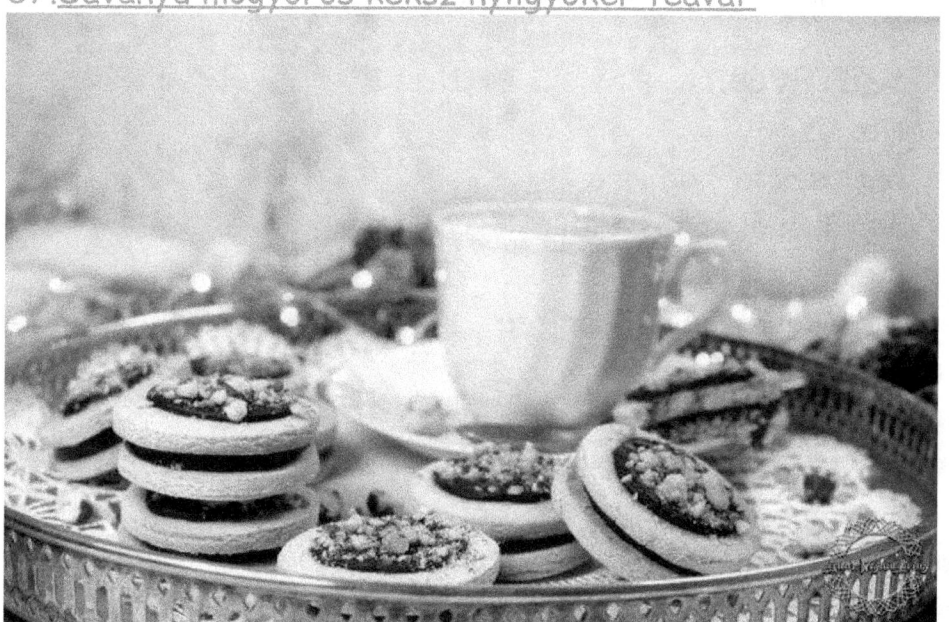

Teljes idő: 50 PERC| Adagolás: 12

ÖSSZETEVŐK:
- 1 tojás
- 1/2 csésze mogyoró
- 3 evőkanál kókuszolaj
- 2 csésze mandulaliszt
- 2 evőkanál nyílgyökér tea
- 2 tk gyömbér
- 1 evőkanál kakaópor
- 1/2 csésze grapefruitlé
- 1 narancshéj fél narancsból
- 1/2 teáskanál szódabikarbóna
- 1 csipet só

UTASÍTÁS:
- Melegítse elő a sütőt 360 F-ra.
- Főzzünk nyílgyökér teát és hagyjuk kihűlni.
- A mogyorót robotgépben turmixoljuk össze. Adjuk hozzá a többi hozzávalót, és folytassuk a turmixolást, amíg jól el nem keveredik. Kézzel formázzunk a tésztából sütiket.
- Sütőpapírra tesszük a kekszeket, és 30-35 percig sütjük. Ha kész, vegyük ki a tepsit a sütőből és hagyjuk kihűlni.
- Melegen vagy hidegen tálaljuk.

TÁPLÁLKOZÁS: Kalória 224,08 | Összes zsír 20,17g | Nettó szénhidrát: 8,06 g | Fehérje 6,36g | Rost 3,25 g)

88. Tatár Zero-Belly süti

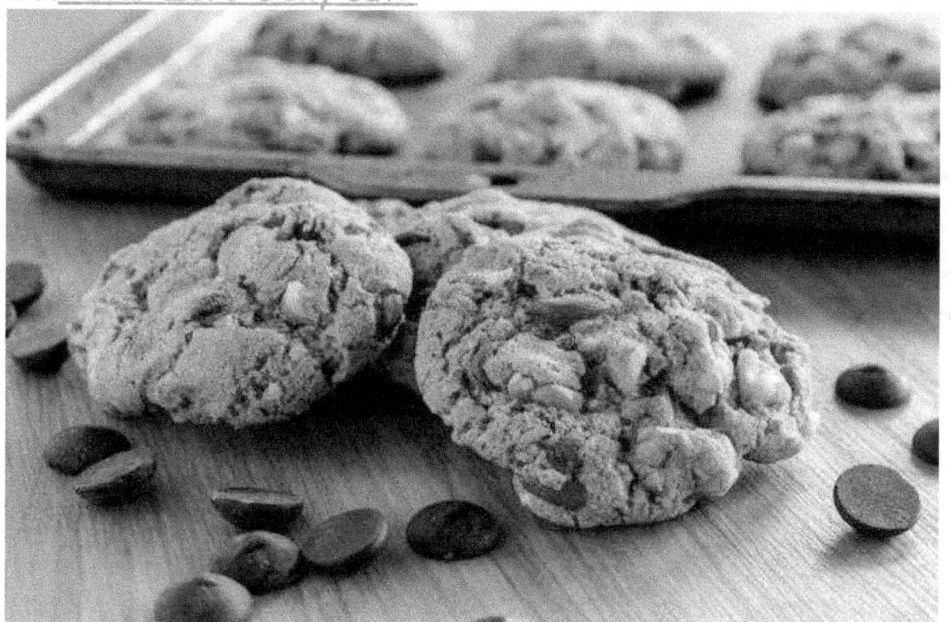

Teljes idő: 35 PERC| Tálalás: 8)

ÖSSZETEVŐK:

- 3 tojás
- 1/8 teáskanál tartárkrém
- 1/3 csésze krémsajt
- 1/8 teáskanál só
- Egy kis olaj a kenéshez

UTASÍTÁS:

- Melegítsük elő a sütőt 300 F-ra.
- A tepsit kibéleljük sütőpapírral és megkenjük egy kevés olajjal.
- Válasszuk szét a tojásokat a tojássárgájától. Tegye mindkettőt különböző keverőedényekbe.
- Elektromos kézi mixerrel kezdjük el verni a tojásfehérjét szuper habosra. Adjuk hozzá a tartárkrémet, és addig verjük, amíg kemény csúcsok képződnek.
- A tojássárgája tálba adjunk hozzá krémsajtot és egy kis sót. Addig verjük, amíg a tojássárgája halványsárga nem lesz.
- A tojásfehérjét a krémsajtos masszához keverjük. Jól keverjük össze.
- Készítsünk sütiket és helyezzük a sütilapra.
- Kb. 30-40 percig sütjük. Ha kész, rácson hagyjuk kihűlni és tálaljuk.

TÁPLÁLKOZÁS: Kalória 59,99 | Összes zsír 5,09g | Nettó szénhidrát: 0,56 g | fehérje 2,93 g)

89.Erdei szamóca fagylalt

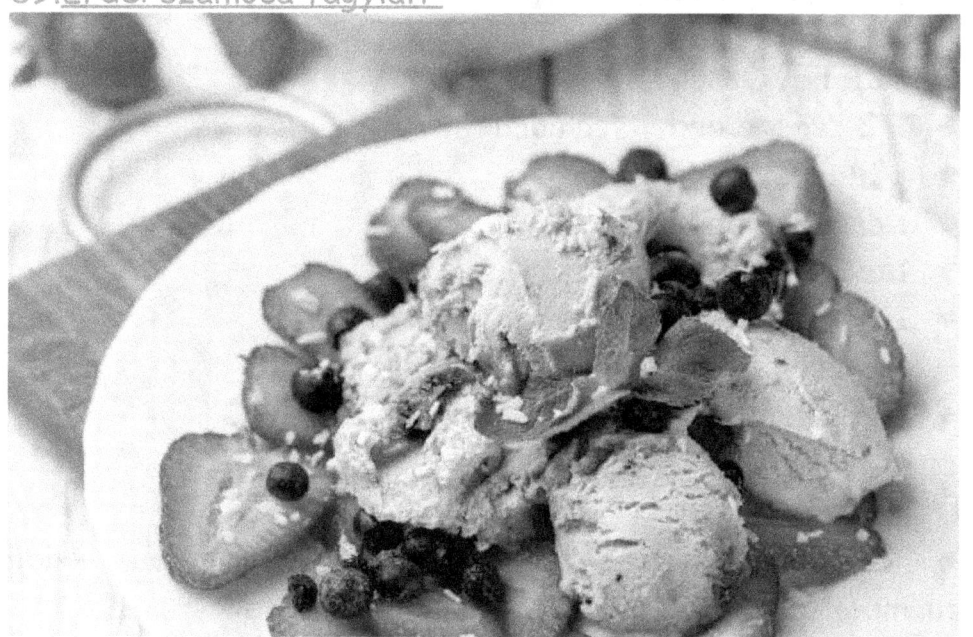

Teljes idő: 5 PERC| Tálalás: 4

ÖSSZETEVŐK:
- 1/2 csésze erdei szamóca
- 1/3 csésze krémsajt
- 1 csésze nehéz tejszín
- 1 evőkanál citromlé
- 1 tk tiszta vanília kivonat
- 1/3 csésze kedvenc édesítődből
- Jégkockák

UTASÍTÁS:
- Tegye az összes hozzávalót egy turmixba. Addig turmixoljuk, amíg minden jól el nem keveredik.
- Tálalás előtt 2-3 órára hűtőbe tesszük.

TÁPLÁLKOZÁS: Kalória 176,43 | Összes zsír 17,69g | Nettó szénhidrát: 3,37 g | Fehérje 1,9g | Rost 0,39g)

90. Mini citromos sajttorta

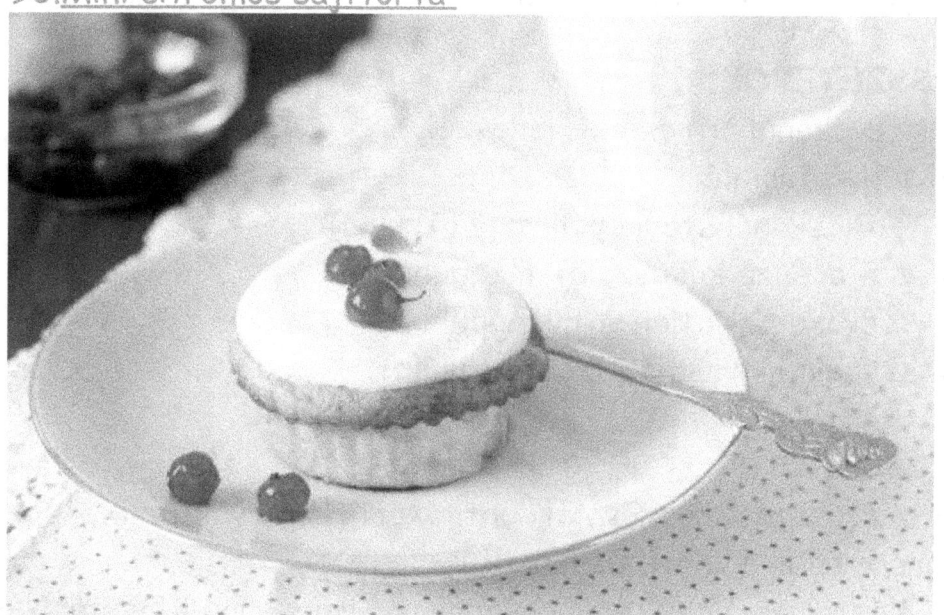

Teljes idő: 5 PERC| Tálalás: 6

ÖSSZETEVŐK:

- 1 evőkanál citromhéj, lereszelve
- 1 tk citromlé
- ½ teáskanál stevia por vagy (Truvia)
- 1/4 csésze kókuszolaj, megpuhult
- 4 evőkanál sótlan vaj, megpuhult
- 4 uncia krémsajt (nehéz tejszín)

UTASÍTÁS:

- Az összes hozzávalót botmixerrel vagy turmixgéppel simára és krémesre turmixoljuk.
- Készítsen elő egy cupcake- vagy muffinsütőt 6 papírlappal.
- Öntse a keveréket az előkészített formába, és tegye a fagyasztóba 2-3 órára, vagy amíg meg nem szilárdul.
- A csészéket megszórjuk további citromhéjjal. Vagy próbáljon meg apróra vágott diót vagy reszelt, cukrozatlan kókuszt.

TÁPLÁLKOZÁS: Kalória 213 | Összes zsír 23g | Nettó szénhidrát: 0,7 g | Fehérje 1,5g | Rost: 0,1 g)

91. Fura mogyoróvaj négyzetek

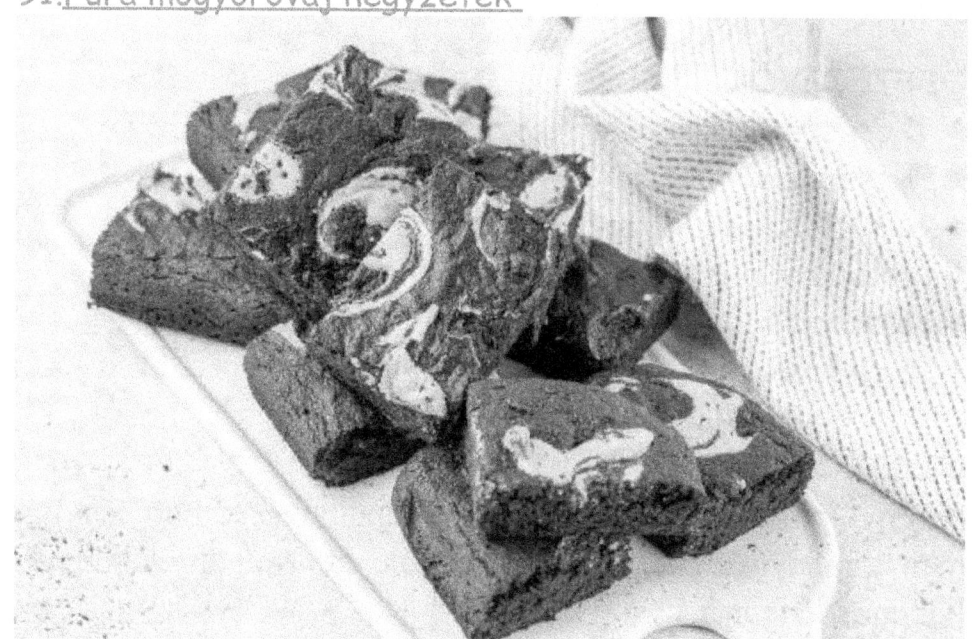

Teljes idő: 10 PERC| Adagolás: 12

ÖSSZETEVŐK:

- 1 csésze teljesen természetes krémes mogyoróvaj
- 1 csésze kókuszolaj
- 1/4 csésze cukrozatlan vaníliás mandulatej
- csipetnyi durva tengeri só
- 1 tk vanília kivonat
- 2 tk folyékony stevia (opcionális)

UTASÍTÁS:

- Egy mikrohullámú sütőben használható tálban lágyítsa meg a mogyoróvajat és a kókuszolajat. (Körülbelül 1 perc közepes lángon.)
- Keverje össze a lágy mogyoróvajat és a kókuszolajat a többi hozzávalóval turmixgépben vagy robotgépben.
- Keverjük össze, amíg alaposan össze nem keveredik.
- Sütőpapírral bélelt 9x4 hüvelykes tepsibe öntjük.
- Hűtőbe tesszük, amíg meg nem látszik. Körülbelül 2 óra.
- Élvezd.

TÁPLÁLKOZÁS: Kalória 292 | Összes zsír 28,9g | Nettó szénhidrát: 4,1 g | Fehérje 6g | rost 1,4g)

92.Citrom négyzetek és kókuszos krém

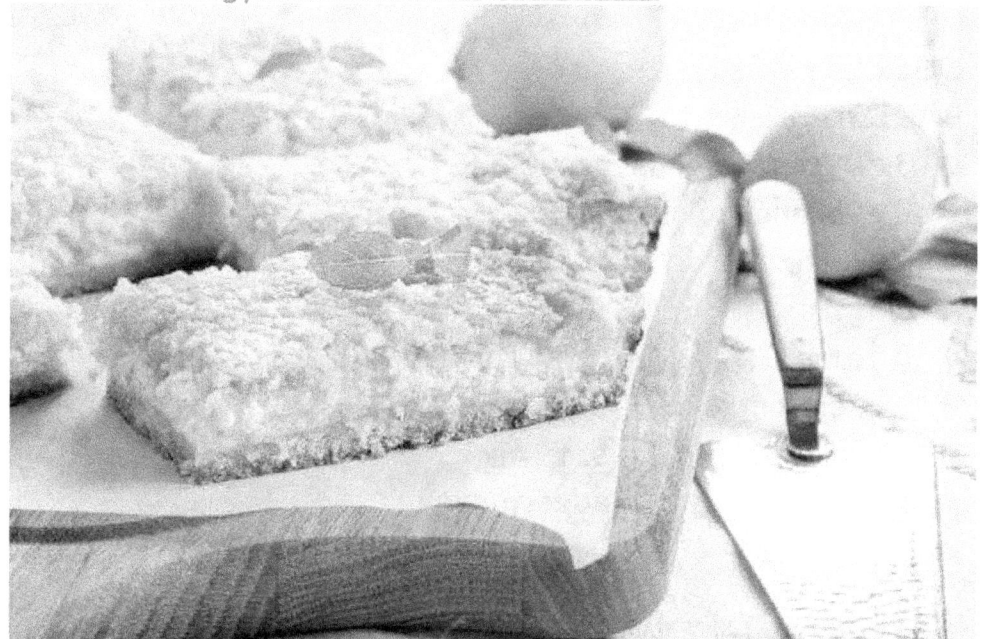

Teljes idő: 1 ÓRA 5 PERC| Tálalás: 8)

ÖSSZETEVŐK:
BÁZIS:
- 3/4 csésze kókuszreszelék
- 2 evőkanál kókuszolaj
- 1 evőkanál őrölt mandula

KRÉM:
- 5 tojás
- 1/2 citrom leve
- 1 evőkanál kókuszliszt
- 1/2 csésze Stevia édesítőszer

UTASÍTÁS:
A BÁZISHOZ
- Melegítse elő a sütőt 360 F-ra.
- Egy tálba tegyük az alap hozzávalóit, és tiszta kézzel alaposan keverjük puhára.
- Egy téglalap alakú sütőedényt kenjünk ki kókuszolajjal. A tésztát egy tepsibe öntjük. 15 perc alatt aranybarnára sütjük. Tedd félre hűlni.

A KRÉMHEZ
- Egy tálban vagy turmixgépben keverjük össze: tojást, citromlevet, kókuszlisztet és édesítőszert. Egyenletesen ráöntjük a megsült tortára.
- Tedd a tepsit a sütőbe, és süsd még 20 percig.
- Ha kész, hűtőbe tesszük legalább 6 órára. Vágjuk kockákra és tálaljuk.

TÁPLÁLKOZÁS: Kalória 129 | Összes zsír 15g | Nettó szénhidrát: 1,4 g | Fehérje 5g | Rost 2,25g)

93.Gazdag mandula vajas torta és csokoládészósz

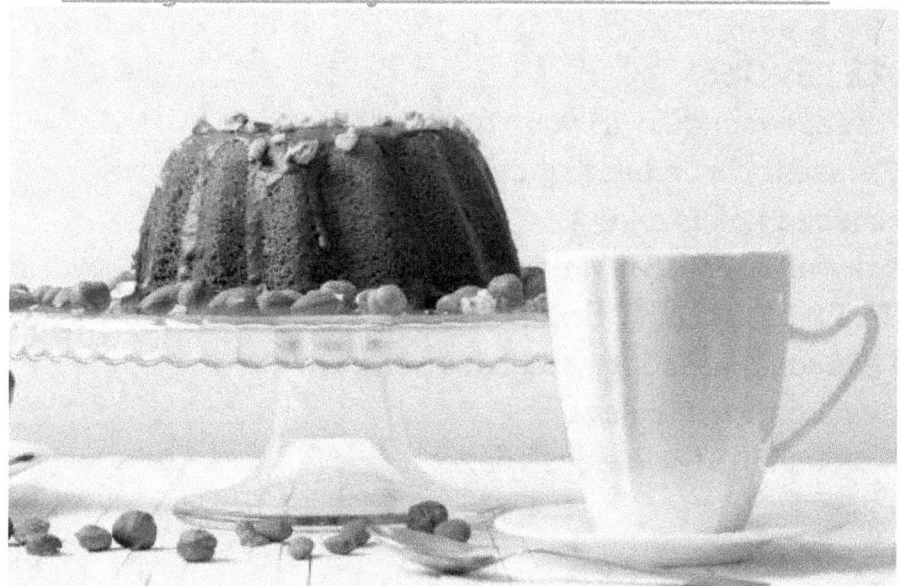

Teljes idő: 10 PERC| Adagolás: 12

ÖSSZETEVŐK:
- 1 csésze mandulavaj vagy áztatott mandula
- 1/4 csésze mandulatej, cukrozatlan
- 1 csésze kókuszolaj
- 2 tk folyékony Stevia édesítőszer ízlés szerint

FELTÉT: CSOKOLÁDÉSZÓSZ
- 4 evőkanál kakaópor, cukrozatlan
- 2 evőkanál mandulavaj
- 2 evőkanál Stevia édesítőszer

UTASÍTÁS:
- A kókuszolajat szobahőmérsékleten felolvasztjuk.
- Adjunk hozzá minden hozzávalót egy tálba, és jól keverjük össze.
- A mandulavajas keveréket sütőpapírral bélelt tányérba öntjük.
- 3 órára hűtőbe tesszük.
- Egy tálban keverjük össze az öntet összes hozzávalóját. Miután megdermedt, ráöntjük a mandulás tortára. Vágjuk kockákra és tálaljuk.

TÁPLÁLKOZÁS: Kalória 273 | Összes zsír 23,3g | Nettó szénhidrát: 2,4 g | Fehérje 5,8g | rost 2g)

94. Mogyoróvajas torta csokoládémártással bevonva

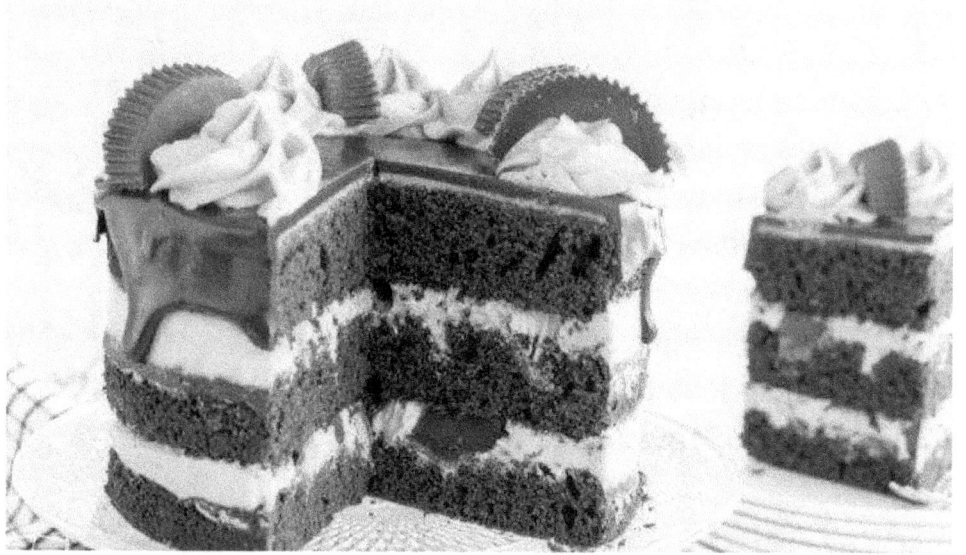

Teljes idő: 10 PERC| Adagolás: 12

ÖSSZETEVŐK:

- 1 csésze mogyoróvaj
- 1/4 csésze mandulatej, cukrozatlan
- 1 csésze kókuszolaj
- 2 tk folyékony Stevia édesítőszer ízlés szerint

FELTÉT: CSOKOLÁDÉSZÓSZ

- 2 evőkanál kókuszolaj, olvasztott
- 4 evőkanál kakaópor, cukrozatlan
- 2 evőkanál Stevia édesítőszer

UTASÍTÁS:

- Egy mikrohullámú edényben keverje össze a kókuszolajat és a mogyoróvajat; 1-2 percig mikrohullámú sütőben felolvasztjuk.
- Adja hozzá ezt a keveréket a turmixgéphez; adjuk hozzá a többi hozzávalót és jól keverjük össze.
- A mogyorókeveréket sütőpapírral bélelt tepsibe vagy tálba öntjük.
- Hűtőbe tesszük körülbelül 3 órára; minél hosszabb, annál jobb.
- Egy tálban keverjük össze az öntet összes hozzávalóját. Öntsük rá a mogyorócukorkát, miután megdermedt. Vágjuk kockákra és tálaljuk.

TÁPLÁLKOZÁS: Kalória 273 | Összes zsír 27g | Nettó szénhidrát: 2,4 g | Fehérje 6g | rost 2g)

SMUTHIES

95. Zöld kókuszos turmix

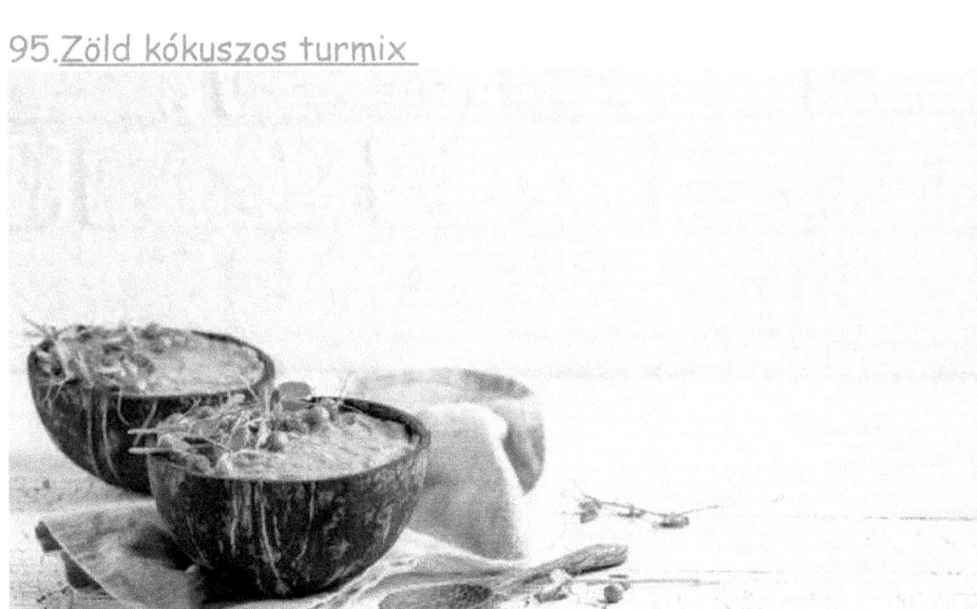

Teljes idő: 10 PERC| Tálalás: 2

ÖSSZETEVŐK:

- 1 csésze kókusztej
- 1 zöldalma kimagozva és felaprítva
- 1 csésze spenót
- 1 uborka
- 2 evőkanál kókuszreszelék
- 1/2 csésze víz
- jégkocka (ha szükséges)

UTASÍTÁS:

- Tegye az összes hozzávalót és a jeget egy turmixgépbe; impulzus simára.
- Azonnal tálaljuk.

TÁPLÁLKOZÁS: Kalória 216,57 | Összes zsír 16,56g | Nettó szénhidrát: 8,79 g | Fehérje 2,88g | rost: 4g)

96. Green Devil turmix

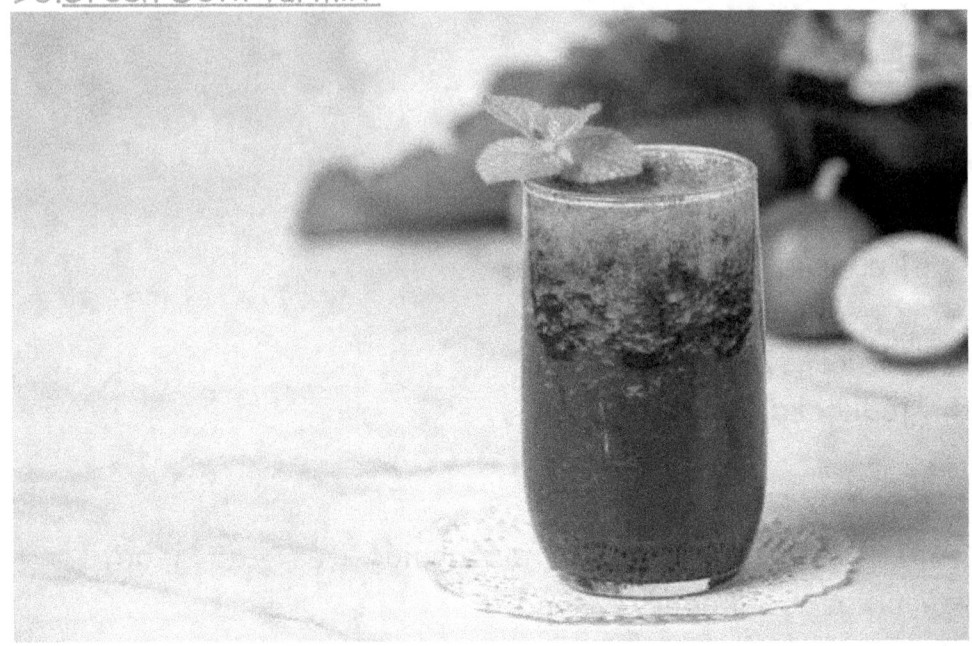

Teljes idő: 10 PERC| Tálalás: 2

ÖSSZETEVŐK:
- 3 csésze kelkáposzta, frissen
- 1/2 csésze kókusz joghurt
- 1/2 csésze brokkoli, virágok
- 2 zellerszár, apróra vágva
- 2 csésze víz
- 1 evőkanál citromlé
- jégkocka (ha szükséges)

UTASÍTÁS:
- Az összes hozzávalót simára és enyhén habosra keverjük.

TÁPLÁLKOZÁS: Kalória 117,09 | Összes zsír 4,98g | Nettó szénhidrát: 1,89 g | Fehérje 4,09g | Rost 6,18g)

97.Green Dream Zero-Belly Smoothie

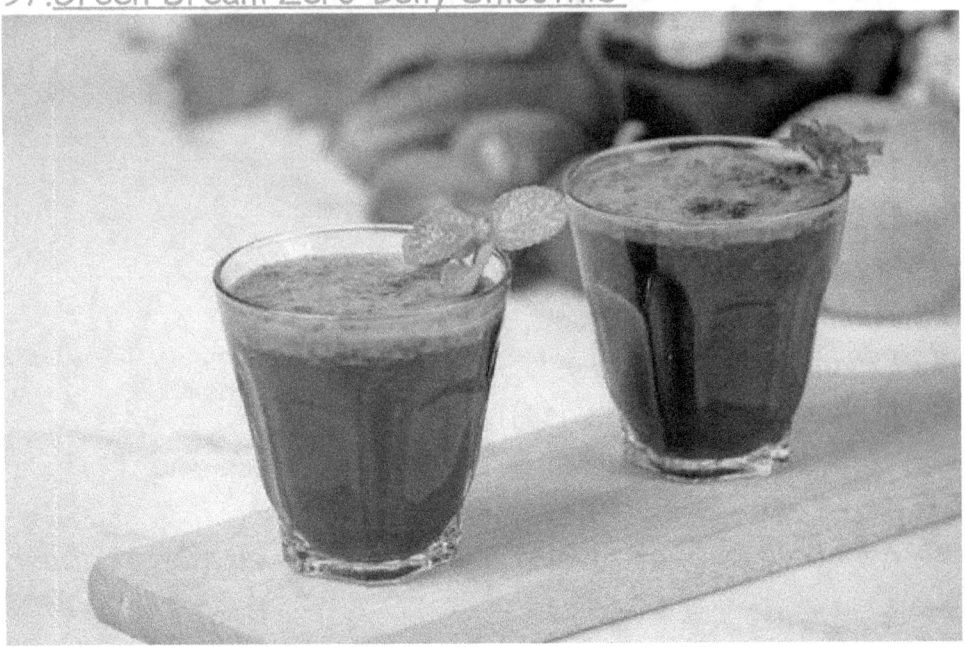

Teljes idő: 10 PERC| Tálalás: 4

ÖSSZETEVŐK:

- 1 csésze nyers uborka, meghámozva és felszeletelve
- 4 csésze vizet
- 1 csésze római saláta
- 1 csésze Haas avokádó
- 2 evőkanál friss bazsalikom
- Ön által választott édesítőszer (opcionális)
- Maroknyi dió
- 2 evőkanál friss petrezselyem
- 1 evőkanál friss gyömbér reszelve
- jégkocka (opcionális)

UTASÍTÁS:

- Turmixgépben keverje össze az összes hozzávalót, és keverje simára.
- Adjon hozzá jeget, ha használt. Hidegen tálaljuk.

TÁPLÁLKOZÁS: Kalória 50,62| Összes zsír 3,89g | Nettó szénhidrát: 1,07 g | Fehérje 1,1g | Rost 2,44g)

98. Zero-Belly Zeller és diós turmix

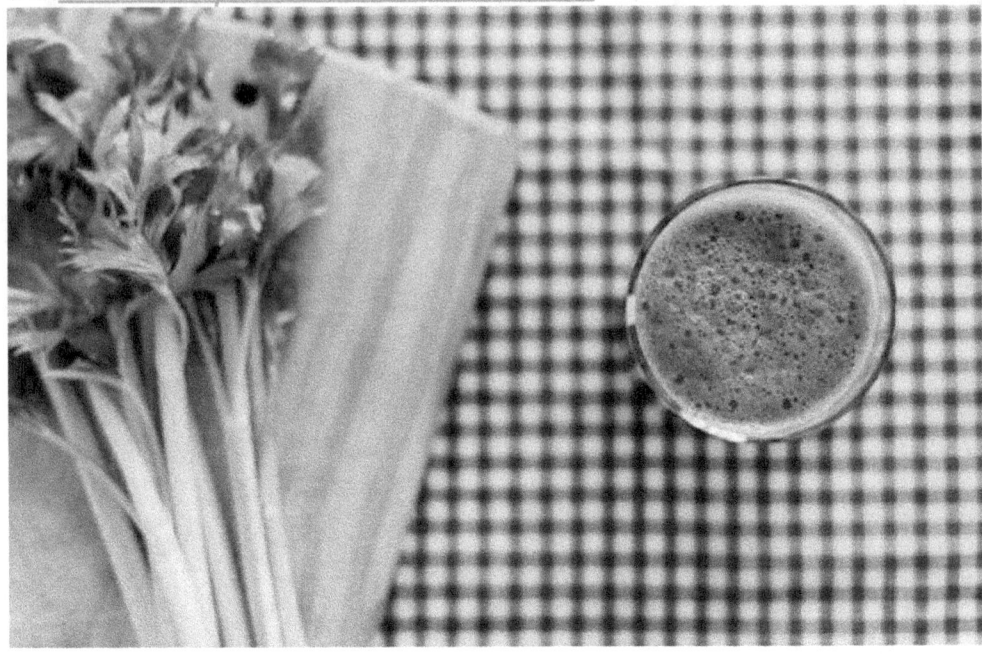

Teljes idő: 10 PERC| Tálalás: 2

ÖSSZETEVŐK:
- 2 szár zeller
- 1 csésze spenótlevél, durvára vágva
- 1/2 csésze pisztácia (sózatlan)
- 1/2 avokádó, apróra vágva
- 1/2 csésze lime, gyümölcslé
- 1 evőkanál kendermag
- 1 evőkanál mandula, beáztatva
- 1 csésze kókuszvíz
- jégkocka (opcionális)

UTASÍTÁS:
- Az összes hozzávalót turmixgépbe tesszük néhány jégkockával, és simára turmixoljuk.

TÁPLÁLKOZÁS: Kalória 349,55 | Összes zsír 17,88g | Nettó szénhidrát: 5,01g | Fehérje 11,08g | Rost 9,8g)

99. Lime borsmenta turmix

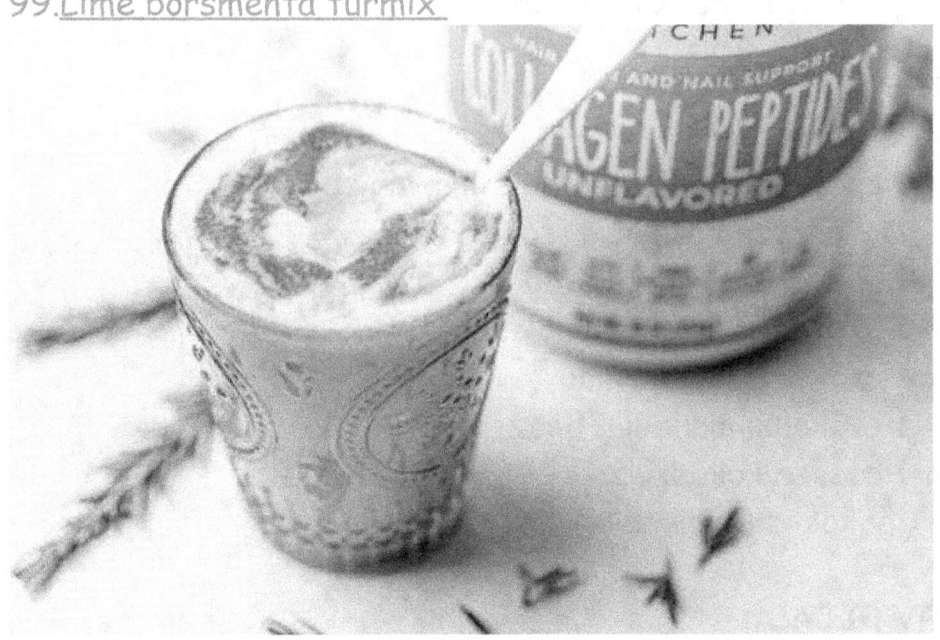

Teljes idő: 5 PERC| Tálalás: 4

ÖSSZETEVŐK:

- 1/4 csésze friss mentalevél
- 1/4 csésze limelé
- 1/2 csésze uborka, apróra vágva
- 1 evőkanál friss bazsalikomlevél apróra vágva
- 1 tk chia mag (elhagyható)
- Maroknyi chia mag
- 3 tk lime héja
- Ízlés szerint választott édesítőszer
- 1 csésze víz, osztva
- Igény szerint jég

UTASÍTÁS:

- Tegye az összes hozzávalót turmixgépbe vagy konyhai robotgépbe. Pulzálj simára.
- Töltsd meg a poharakat jéggel, öntsd a limeadet minden pohárba, és élvezd.

TÁPLÁLKOZÁS: Kalória 28,11 | Összes zsír 1,16g | Nettó szénhidrát: 0,75 g | Fehérje 0,84g | Rost 1,98g)

100. Vörös grapefruit kelkáposzta turmixok

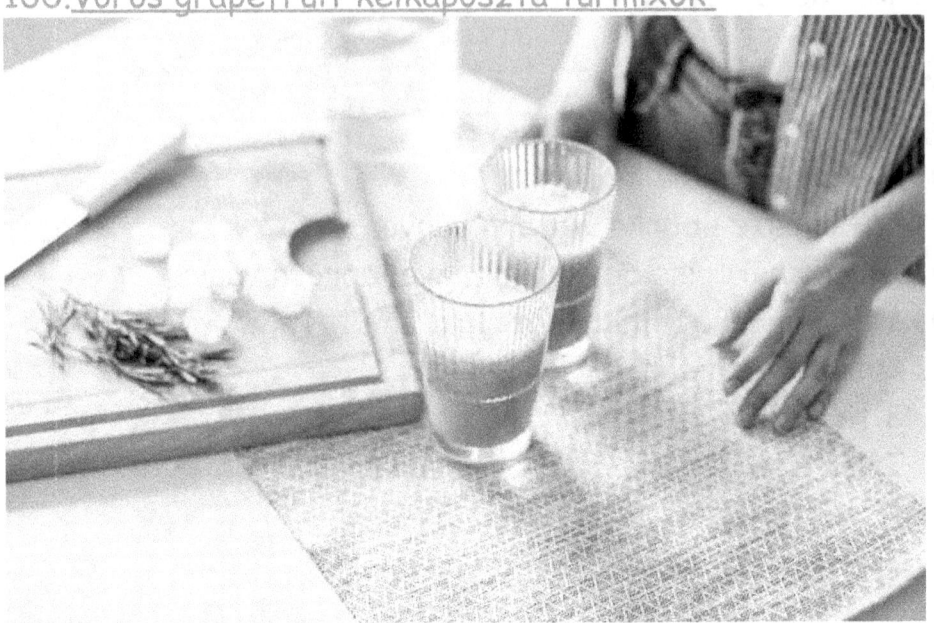

Teljes idő: 10 PERC| Tálalás: 4

ÖSSZETEVŐK:

- 2 csésze sárgadinnye
- 1/4 csésze friss eper
- 8 oz kókusz joghurt
- 2 csésze kelkáposzta levél, apróra vágva
- 2 evőkanál édesítő ízlés szerint
- 1 Jég szükség szerint
- 1 csésze víz

UTASÍTÁS:

- A grapefruitot megtisztítjuk és a magokat eltávolítjuk.
- Az összes hozzávalót elektromos turmixgépben összedolgozzuk, és simára keverjük. Adjunk hozzá jeget, ha használtunk, és tálaljuk.

TÁPLÁLKOZÁS: Kalória 260,74 | Összes zsír 11,57g | Nettó szénhidrát: 2,96 g | Fehérje 4,42g | Rost 7,23g)

KÖVETKEZTETÉS

Miközben befejezzük ezt az átalakuló utazást, reméljük, hogy a LAPOS HAS RECEPT inspirált arra, hogy tápláló és kiegyensúlyozott étkezési megközelítést alkalmazzon. Az ebben a szakácskönyvben megosztott receptek és alapelvek célja, hogy segítsenek elérni egy egészségesebb testet és egy boldogabb, energikusabb életet.

A LAPOS HAS RECEPT segítségével megvannak azok az eszközök, amelyekkel pozitív változásokat hozhatsz létre étkezési szokásaidban. Mindegyik recept gondosan kidolgozott, hogy biztosítsa a szükséges tápanyagokat, miközben támogatja fogyását és általános egészségügyi céljait. A LAPOS HAS RECEPTmegközelítés elfogadásával nem csak egy rövid távú diétát választ, hanem egy hosszú távú életmódot, amely elősegíti a fenntartható egészséget és jólétet.

Ha tehát folytatja az egészségesebb élet felé vezető utat, legyen a LAPOS HAS RECEPT megbízható társa, amely tápláló recepteket, hasznos tippeket és egyfajta erőt ad. Fogadja el az egészséges összetevők erejét, a tudatos táplálkozást és a táplálkozás kiegyensúlyozott megközelítését. Minden étel, amelyet ebből a szakácskönyvből készít, lehetőséget kínál testének táplálására, és olyan döntések meghozatalára, amelyek támogatják általános jólétét.

Konyháját megtölti a tápláló hozzávalók aromái, a főzés öröme, és az elégedettség, ha ízletes ételekkel táplálja testét. Egészségesebben, vitalitásban és jólétben gazdag életet kívánunk!

www.ingramcontent.com/pod-product-compliance
Lightning Source LLC
LaVergne TN
LVHW021659060526
838200LV00050B/2426